Yoga somatique pour

Débutants

Exercices faciles à suivre pour soulager les tensions, améliorer la souplesse et renforcer la connexion corps-esprit

Vania J. Henry

Avis de non-responsabilité :

Les informations contenues dans ce livre ne sont données qu'à titre informatif. L'auteur et l'éditeur ne font aucune déclaration et ne donnent aucune garantie quant à l'exactitude ou à l'exhaustivité du contenu de ce livre et rejettent spécifiquement toute garantie implicite de qualité marchande ou d'adéquation à un usage particulier. Les conseils et stratégies contenus dans ce livre peuvent ne pas être adaptés à votre situation. Il est conseillé de consulter un professionnel le cas échéant. L'auteur et l'éditeur ne peuvent être tenus responsables de toute perte de profit ou de tout autre dommage commercial, y compris, mais sans s'y limiter, les dommages spéciaux, accessoires, consécutifs ou autres.

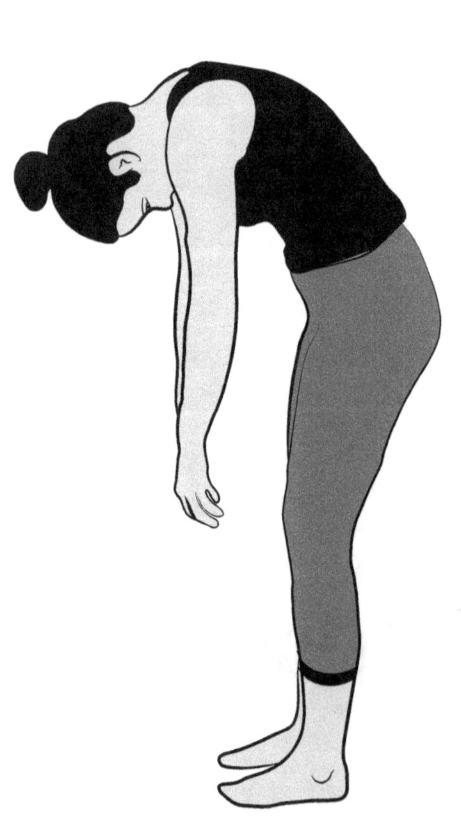

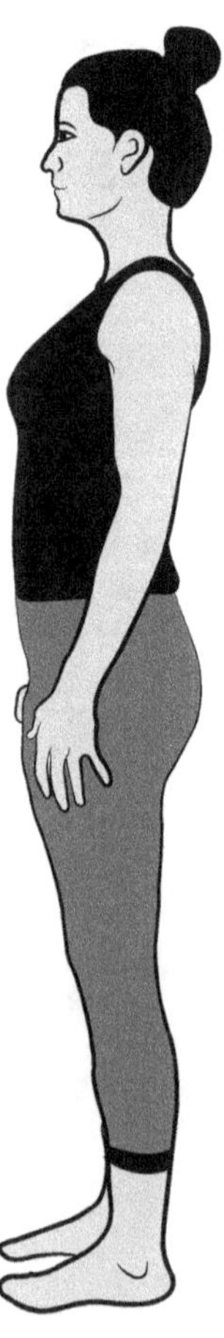

Table des matières

Qu'est-ce que le yoga somatique ?

Yoga somatique est une approche douce et attentive du yoga qui se concentre sur la connexion avec le corps d'une manière profondément consciente. Le mot "somatique" vient du mot grec soma, qui signifie "le corps". Dans le yoga somatique, nous portons une attention particulière aux sensations internes du corps pendant que nous nous déplaçons dans chaque pose, nous permettant ainsi d'expérimenter pleinement ce que le corps ressent, plutôt que de nous concentrer sur l'obtention d'une apparence extérieure parfaite. Cette pratique vous encourage à explorer le mouvement sans précipitation ni pression. Vous bougez lentement et intentionnellement, en écoutant votre corps à chaque étape.

Contrairement aux formes traditionnelles de yoga, qui mettent souvent l'accent sur les étirements profonds ou le maintien des positions pendant de longues périodes, le yoga somatique se concentre sur de petits mouvements doux qui réapprennent au cerveau et aux muscles à travailler ensemble. Ce processus de réentraînement aide à libérer les tensions chroniques et favorise la guérison, ce qui le rend particulièrement bénéfique pour les personnes qui souffrent de douleurs, de raideurs ou d'une mobilité limitée. Que vous vous remettiez d'une blessure, que vous gériez le stress ou que vous cherchiez simplement une façon plus détendue de pratiquer le yoga, le yoga somatique vous permet de bouger avec aisance et conscience.

L'un des aspects clés du yoga somatique est l'accent mis sur les mouvements en pleine conscience. Dans chaque pose, vous êtes encouragé à bouger lentement et délibérément, en remarquant les subtilités de la réaction de votre corps. Cela peut sembler simple, mais c'est incroyablement puissant. En prêtant attention à ces sensations, vous commencez à remarquer les zones où vous maintenez une tension sans vous en rendre compte. Grâce au yoga somatique, vous apprendrez à relâcher ces points de tension et à rétablir une amplitude de mouvement naturelle dans vos muscles et vos articulations.

Un autre principe important du yoga somatique est la rééducation neuromusculaire. Il s'agit simplement d'apprendre à votre cerveau et à vos muscles à communiquer plus efficacement. Au fil du temps, notre corps peut développer des schémas de tension et de restriction, que ce soit en raison d'une mauvaise posture, de mouvements répétitifs ou du stress. Ces schémas peuvent entraîner une gêne, voire une douleur. Dans le yoga somatique, nous pratiquons des mouvements qui brisent ces schémas, permettant aux muscles de se détendre et de fonctionner comme ils sont censés le faire. En pratiquant, vous commencerez à remarquer à quel point votre corps se sent plus libre et plus à l'aise.

Il n'est pas nécessaire d'avoir une expérience préalable du yoga pour commencer à pratiquer le yoga somatique. Il s'agit d'une pratique accessible, adaptée à tous les âges, à tous les types de corps et à tous les niveaux de forme physique. La beauté du yoga somatique est qu'il vous rejoint exactement là où vous êtes. Que vous souffriez de douleurs chroniques, que vous vous remettiez d'une blessure ou que vous cherchiez simplement à intégrer une plus grande conscience dans vos mouvements, le yoga somatique vous offre un moyen d'améliorer votre souplesse, de réduire les tensions et de bouger avec plus d'aisance.

Dans ce livre, nous aborderons le yoga somatique étape par étape, en vous guidant à travers une série de poses et de mouvements doux et accessibles. Vous apprendrez à écouter votre corps, à reconnaître les zones de tension et à les relâcher avec soin et conscience. Chaque chapitre vous présentera différentes séquences conçues pour vous aider à construire une pratique attentive et équilibrée, quel que soit votre point de départ.

L'objectif n'est pas de vous pousser à atteindre une pose parfaite, mais de développer une compréhension plus profonde de la façon dont votre corps bouge et se sent. Grâce au yoga somatique, vous apprendrez à bouger avec moins d'effort et plus de conscience, ce qui vous aidera à vivre dans votre corps avec plus de confort et de confiance. Il s'agit de se reconnecter à soi-même, de se défaire des vieux schémas de tension et de trouver une façon plus détendue et plus naturelle de se mouvoir dans la vie.

Ainsi, que vous cherchiez à améliorer votre souplesse, à gérer votre stress ou simplement à profiter d'une pratique de mouvement plus consciente, le yoga somatique a quelque chose à vous offrir. Faisons ce voyage ensemble, un mouvement conscient à la fois.

Les avantages du yoga somatique pour les débutants

Si vous êtes novice en matière de yoga ou même de pratiques de mouvement en général, le yoga somatique offre une approche unique, douce, accessible et incroyablement efficace. Il ne s'agit pas de repousser ses limites ou d'obtenir une allure spécifique dans les poses. Le yoga somatique vise plutôt à comprendre votre corps de l'intérieur et à apprendre à bouger avec plus de conscience, d'aisance et de confort. Explorons quelques-uns des principaux avantages auxquels vous pouvez vous attendre en tant que débutant en yoga somatique.

1. Meilleure connaissance du corps

L'un des principaux objectifs du yoga somatique est de vous aider à vous reconnecter à votre corps. Dans le monde d'aujourd'hui, beaucoup d'entre nous ont pris l'habitude d'avancer dans la journée en pilotage automatique, sans être vraiment conscients de ce que ressent leur corps. Avec le temps, cela peut entraîner des raideurs, des tensions et même des douleurs. Le yoga somatique vous ramène à un état de conscience accrue, où vous commencez à remarquer de petits détails sur la façon dont votre corps bouge et sur les endroits où vous pourriez avoir des tensions. Cette prise de conscience est la première étape pour apprendre à relâcher ces zones tendues et à bouger plus librement.

2. Amélioration de la flexibilité et de la mobilité

Le yoga somatique augmente en douceur la souplesse et la mobilité, mais il le fait d'une manière confortable et naturelle. Au lieu de forcer votre corps à s'étirer profondément, vous vous concentrerez sur de petits mouvements conscients qui aident progressivement vos muscles et vos articulations à se détendre. Au fil du temps, ces mouvements rééduquent vos muscles, les aidant à devenir plus fluides et plus souples sans effort. Cette méthode est particulièrement bénéfique pour les débutants qui pourraient se sentir intimidés par des formes d'exercice plus intenses. Vous remarquerez des améliorations dans l'amplitude de vos mouvements et les activités quotidiennes telles que se pencher, tendre les bras ou même marcher vous sembleront plus faciles et plus naturelles.

3. Soulagement des tensions et des douleurs chroniques

Beaucoup d'entre nous souffrent de tensions chroniques dans des zones telles que le cou, les épaules, le dos et les hanches, sans même s'en rendre compte. Cette tension peut s'accumuler au fil du temps en raison d'une mauvaise posture, de mouvements répétitifs ou du stress.

Le yoga somatique s'attaque spécifiquement à ce problème en vous aidant à prendre conscience de ces schémas de tension et en vous apprenant à les relâcher. Les mouvements lents et doux permettent à votre corps de se débarrasser des tensions inutiles, ce qui soulage souvent l'inconfort et la douleur que vous portez peut-être depuis des années.

4. Réduction du stress et calme mental

Le yoga somatique ne concerne pas seulement le corps physique; c'est aussi un outil puissant pour calmer l'esprit. La pratique de mouvements lents et réfléchis, combinée à une respiration consciente, aide à activer le système nerveux parasympathique, la partie du système nerveux responsable du repos et de la relaxation. Cela peut réduire considérablement les sentiments de stress et d'anxiété. Pour les débutants qui doivent faire face à un mode de vie rapide, le yoga somatique offre un espace paisible pour ralentir, respirer et se reconnecter à un sentiment de calme intérieur. Vous remarquerez peut-être qu'après avoir pratiqué, vous vous sentez non seulement physiquement détendu, mais aussi mentalement revigoré.

5. Amélioration de la posture

Au fil des ans, nous sommes nombreux à adopter une mauvaise posture, que ce soit en restant assis à un bureau, en regardant notre téléphone ou en portant des sacs lourds. Ces habitudes peuvent entraîner des déséquilibres et des tensions musculaires qui affectent négativement la façon dont nous nous tenons. Le yoga somatique aide à réapprendre à vos muscles à soutenir votre corps de manière plus équilibrée et alignée. En relâchant les muscles tendus et en activant les muscles sous-utilisés, le yoga somatique améliore naturellement votre posture au fil du temps. Vous commencerez à vous tenir debout, à vous asseoir et à vous déplacer avec plus d'aisance et d'alignement, ce qui peut contribuer à prévenir des douleurs ou des malaises futurs.

6. Approche douce pour les débutants

L'un des avantages du yoga somatique est qu'il convient à tous les niveaux de condition physique, y compris à ceux qui débutent. Si vous êtes novice en matière de mouvement ou si vous ne vous sentez pas à l'aise avec des exercices plus exigeants sur le plan physique, le yoga somatique vous offre un point d'entrée en douceur. Les mouvements sont lents et réfléchis, ce qui vous permet d'aller à votre rythme sans risque de blessure. C'est donc un excellent choix pour les débutants qui se remettent d'une blessure, qui ont une mobilité limitée ou qui souhaitent simplement s'initier à une nouvelle forme d'exercice.

7. Connexion entre l'esprit et le corps

Le yoga somatique met l'accent sur le lien profond entre le corps et l'esprit. Souvent, la tension physique est liée au stress émotionnel ou mental. En pratiquant le yoga somatique, vous apprendrez à reconnaître le lien entre vos pensées, vos émotions et vos sensations physiques. En relâchant les tensions physiques, vous pourrez également ressentir un sentiment de libération émotionnelle ou de clarté mentale. Cela peut être particulièrement bénéfique pour les débutants, car cela favorise un sentiment de bien-être holistique, où le corps et l'esprit se sentent plus équilibrés et alignés.

8. Développer le mouvement en pleine conscience

Le yoga somatique vous apprend à bouger avec intention et pleine conscience. En tant que débutant, cela peut s'avérer très utile, non seulement dans votre pratique du yoga, mais aussi dans votre vie quotidienne. Vous commencerez à intégrer cette conscience dans tout ce que vous faites, que ce soit en marchant, en vous asseyant ou même en restant debout. Le mouvement conscient aide à réduire le risque de blessure car vous devenez plus conscient de la façon dont votre corps bouge et de ce dont il a besoin dans l'instant. Avec le temps, cette attention peut devenir une seconde nature, vous aidant à avancer dans la vie avec plus d'aisance et de présence.

9. Fondement d'autres pratiques

Parce que le yoga somatique se concentre sur les bases telles que la conscience du corps, l'alignement et le contrôle de la respiration, il constitue une excellente fondation pour d'autres pratiques de mouvement. Que vous souhaitiez explorer des formes plus traditionnelles de yoga, de Pilates ou d'autres activités physiques, le yoga somatique vous aide à préparer votre corps en vous apprenant à bouger en pleine conscience et de manière efficace. Les débutants constatent souvent qu'une fois qu'ils ont pratiqué le yoga somatique, ils se sentent plus confiants et plus capables de pratiquer d'autres formes d'exercice.

10. Une pratique pour la vie

L'un des aspects les plus puissants du yoga somatique est qu'il s'agit d'une pratique que vous pouvez poursuivre toute votre vie. Avec l'âge, les besoins de votre corps peuvent changer, mais le yoga somatique vous rejoindra toujours là où vous êtes. Les mouvements doux peuvent être adaptés à toutes les étapes de la vie, ce qui en fait une pratique à vie pour maintenir la mobilité, la flexibilité et le bien-être général. Pour les débutants, cela signifie que vous construisez les fondations d'une pratique qui vous soutiendra non seulement maintenant, mais aussi pour les années à venir.

Le yoga somatique offre un chemin incroyablement accessible et encourageant vers le mouvement conscient. C'est une pratique qui va au-delà des bienfaits physiques, vous aidant à créer une connexion plus profonde avec votre corps et votre esprit. En tant que débutant, vous découvrirez que le yoga somatique vous fournit les outils dont vous avez besoin pour avancer dans la vie avec plus d'aisance, de conscience et de confort, tant sur le tapis qu'en dehors.

Le yoga somatique s'adresse à tout le monde. Quel que soit votre âge, votre niveau de forme physique ou votre expérience du yoga, cette pratique peut vous être bénéfique. L'un des aspects les plus intéressants du yoga somatique est son accessibilité. Il est conçu pour vous rencontrer exactement là où vous êtes, que vous soyez un débutant complet ou une personne ayant des années d'expérience dans les pratiques de mouvement.

1. Personnes à mobilité réduite

Si vous avez une mobilité limitée, le yoga somatique est une pratique idéale. Les mouvements doux et lents peuvent être facilement adaptés à l'amplitude de vos mouvements, ce qui vous permet de pratiquer confortablement et en toute sécurité. Même si vous souffrez de raideurs, de douleurs articulaires ou d'autres limitations physiques, vous pouvez exécuter les postures de yoga somatique d'une manière qui convient à votre corps. De nombreux mouvements peuvent même être effectués à partir d'une chaise ou en position allongée, de sorte qu'il n'y a pas lieu de s'inquiéter quant à la possibilité d'effectuer des postures de yoga traditionnelles.

2. Seniors

Le yoga somatique est particulièrement bénéfique pour les personnes âgées. Il se concentre sur des mouvements lents et contrôlés qui peuvent aider à maintenir et même à améliorer la mobilité, l'équilibre et la flexibilité. Pour les personnes âgées, le yoga somatique est un moyen sûr de rester actif sans solliciter inutilement le corps. En pratiquant régulièrement, les personnes âgées peuvent réduire les raideurs, améliorer leur posture et gérer les douleurs qui accompagnent souvent le vieillissement. L'approche attentive et détendue du yoga somatique favorise également le bien-être mental, aidant les personnes âgées à rester calmes et centrées.

3. Débutants

Si vous êtes novice en matière de yoga ou si vous n'avez pas pratiqué beaucoup d'activités physiques ces derniers temps, le yoga somatique est une introduction en douceur. Il n'y a pas de pression pour "bien faire" ou vous pousser au-delà de ce qui vous semble confortable. Au contraire, vous serez encouragé à bouger lentement, à remarquer les sensations de votre corps et à développer votre pratique à votre propre rythme. Parce que le yoga somatique donne la priorité au mouvement conscient plutôt qu'à l'intensité, c'est un point d'entrée parfait pour tous ceux qui veulent explorer le yoga sans se sentir dépassés.

4. Personnes en convalescence

Le yoga somatique est souvent recommandé aux personnes qui se remettent d'une blessure. Ses mouvements lents et délibérés aident à restaurer l'amplitude des mouvements et à renforcer la force sans risque de se blesser à nouveau. En se concentrant sur la rééducation neuromusculaire **(réapprendre à votre cerveau et à vos muscles à travailler ensemble), le** yoga somatique aide à briser les schémas de mouvement néfastes qui ont pu se développer à la suite d'une blessure ou d'une compensation. Il s'agit donc d'un excellent choix pour toute personne souhaitant réintroduire le mouvement en douceur après une période de récupération physique.

5. Personnes souffrant de douleurs chroniques

Si vous souffrez de douleurs chroniques, que ce soit au niveau du dos, du cou, des épaules ou ailleurs, le yoga somatique peut être incroyablement bénéfique. Il vous aide à prendre conscience de l'endroit et de la manière dont vous maintenez les tensions dans votre corps. Grâce à de petits mouvements effectués en pleine conscience, vous pouvez commencer à relâcher les zones de tension et d'inconfort chroniques. De nombreuses personnes trouvent que le yoga somatique soulage la douleur et les aide à se déplacer avec plus d'aisance et de confort. De plus, il favorise la relaxation, ce qui est essentiel pour gérer la douleur au quotidien.

6. Ceux qui cherchent à réduire le stress et l'anxiété

Dans le monde actuel où tout va très vite, le stress et l'anxiété sont des problèmes courants qui affectent à la fois le corps et l'esprit. Le yoga somatique offre une pratique apaisante et attentive qui vous encourage à ralentir, à respirer profondément et à vous reconnecter à votre corps. En vous concentrant sur vos sensations internes et en vous déplaçant doucement à travers chaque pose, vous remarquerez une réduction de la tension physique et mentale. La pratique favorise également la relaxation par le travail de la respiration, ce qui contribue à réduire le niveau de stress et à apporter un sentiment de calme dans votre vie quotidienne.

7. Yogis expérimentés à la recherche d'une pratique plus consciente

Même si vous pratiquez le yoga depuis des années, le yoga somatique offre quelque chose de différent. Il met l'accent sur le lien entre le corps et l'esprit d'une manière qui est souvent négligée dans les formes de yoga plus exigeantes sur le plan physique. Si vous recherchez une approche plus attentive et méditative de votre pratique, le yoga somatique peut vous aider à approfondir votre conscience des mouvements et des sensations de votre corps. C'est un excellent complément aux formes de yoga plus vigoureuses, car il vous apprend à ralentir et à prêter attention aux subtilités du mouvement.

8. Les personnes à la vie trépidante

Si vous menez une vie trépidante et vous sentez souvent déconnecté de votre corps, le yoga somatique peut vous aider à ralentir et à vous retrouver. Cette pratique nécessite très peu de temps et d'équipement, et peut facilement s'intégrer dans un emploi du temps chargé. Même 10 à 15 minutes de yoga somatique par jour peuvent faire une différence notable dans la façon dont vous vous sentez. En pratiquant régulièrement, vous vous sentirez plus ancré, détendu et connecté à votre corps, même les jours les plus chargés.

En bref, tout le monde peut pratiquer le yoga somatique. Que vous soyez jeune ou vieux, actif ou sédentaire, le yoga somatique vous rencontre là où vous êtes et vous offre un moyen sûr et doux de vous reconnecter avec votre corps et votre esprit. Vous n'avez pas besoin de compétences ou de souplesse particulières pour commencer, tout ce dont vous avez besoin, c'est d'une volonté de bouger en pleine conscience et d'être à l'écoute de votre corps.

Comment utiliser ce livre

Bienvenue dans ce voyage vers le yoga somatique ! Que vous soyez novice en matière de yoga ou que vous exploriez simplement une approche plus douce et plus consciente du mouvement, ce livre est conçu pour vous guider à chaque étape. Pour tirer le meilleur parti de votre expérience, laissez-moi vous montrer comment naviguer dans le livre et intégrer la pratique dans votre vie quotidienne.

1. Commencez là où vous êtes

Il n'est pas nécessaire de se précipiter. Le yoga somatique permet d'avancer à son propre rythme, alors prenez votre temps. Ce livre est organisé de manière à vous permettre de commencer dès le début, même si vous n'avez jamais pratiqué le yoga auparavant. Si vous êtes totalement novice, je vous recommande de lire l'introduction et les concepts fondamentaux pour vous faire une idée de ce qu'est le yoga somatique. Ensuite, vous pourrez passer aux exercices et aux poses.

2. Pratiquer un chapitre à la fois

Le livre est divisé en sections claires, chacune se concentrant sur différents aspects du yoga somatique. Vous y trouverez des explications détaillées sur les poses, des instructions pas à pas pour chaque mouvement et des suggestions pour développer une pratique régulière. Commencez par les bases et, au fur et à mesure que vous vous sentirez plus à l'aise, n'hésitez pas à passer à des chapitres plus avancés. Vous pouvez parcourir les chapitres à votre rythme, en prenant le temps nécessaire pour maîtriser chaque mouvement.

3. Suivez les guides pas à pas

Chaque chapitre contient des guides étape par étape pour des poses et des séquences spécifiques de yoga somatique. Ces guides sont rédigés de manière à être simples et faciles à suivre, afin que vous puissiez pratiquer chez vous en toute confiance. Si une posture ne vous est pas familière, prenez le temps de lire les instructions et pratiquez dans un espace calme et détendu. Rappelez-vous qu'il est plus important d'être à l'écoute de votre corps et de bouger d'une manière qui vous semble naturelle et confortable que de rechercher la perfection.

4. Soyez attentif à ce que vous ressentez

Faites plus attention à ce que ressent votre corps qu'à l'apparence de la position lorsque vous effectuez les exercices. Le yoga somatique a pour but d'accroître la conscience du corps, il est donc important de remarquer les sensations au fur et à mesure que vous bougez. Certains muscles sont-ils tendus ? Un mouvement particulier vous soulage-t-il ? En vous mettant à l'écoute des réactions de votre corps, vous comprendrez mieux où se situent vos tensions et comment vous pouvez les relâcher.

5. Modifier si nécessaire

Ce livre est conçu pour tous les niveaux, alors n'hésitez pas à modifier les poses pour les adapter à vos besoins. Si vous avez une mobilité réduite ou si vous vous remettez d'une blessure, vous trouverez des conseils pour adapter les exercices à vos capacités. Le yoga somatique ne consiste pas à vous pousser dans des positions inconfortables, mais à bouger d'une manière qui vous fait du bien. Si vous ne vous sentez pas à l'aise dans une certaine position, sautez-la ou modifiez-la pour l'adapter à votre corps.

6. Instaurer une routine

Pour profiter pleinement des bienfaits du yoga somatique, la régularité est essentielle. Vous n'avez pas besoin de passer des heures à pratiquer chaque jour, mais l'intégration de courtes séances régulières dans votre routine peut faire une grande différence. Dans ce livre, vous trouverez des **suggestions pour créer une pratique équilibrée, y compris des séquences plus courtes pour les journées chargées et des pratiques plus longues pour les moments où vous avez plus de temps.** Essayez de pratiquer au moins quelques fois par semaine, même si ce n'est que pendant 10 à 15 minutes, et vous commencerez à remarquer des améliorations dans votre flexibilité, votre conscience corporelle et votre bien-être général.

7. Utiliser les techniques de respiration

La respiration est une composante essentielle du yoga somatique, et tout au long du livre, vous trouverez des exercices de respiration pour soutenir vos mouvements. Ces techniques vous aident à rester attentif et détendu pendant la pratique. En lisant les chapitres, soyez attentif à la façon dont la respiration est intégrée à chaque mouvement. Cela vous aidera à approfondir votre pratique et à promouvoir un sentiment de calme et de concentration.

8. Réfléchissez et tenez un journal de vos progrès

Au fur et à mesure que vous effectuez les exercices, prenez le temps de réfléchir à la façon dont votre corps se sent avant et après chaque exercice. Vous pouvez tenir un petit journal pour suivre vos progrès. Notez tout changement dans votre souplesse, votre tension ou votre humeur générale. Cette réflexion vous aidera à rester attentif à la transformation de votre corps et vous rappellera les progrès que vous faites.

9. Revoir les chapitres si nécessaire

Il n'y a pas d'urgence à terminer ce livre. Vous pouvez revoir les chapitres aussi souvent que nécessaire, en particulier si certaines poses ou certains concepts vous posent problème. Le yoga somatique est une pratique continue, alors n'hésitez pas à revenir aux sections précédentes si vous avez besoin d'un rafraîchissement ou si vous voulez approfondir votre compréhension d'une pose ou d'une séquence particulière.

10. S'approprier le projet

Enfin, ce livre est là pour vous guider, mais n'oubliez pas que votre pratique vous appartient. Le yoga somatique vous encourage à écouter votre corps et à explorer le mouvement d'une manière qui vous convient. Au fur et à mesure que vous progressez, n'hésitez pas à adapter les pratiques à vos besoins et à vos préférences. Qu'il s'agisse de pratiquer dans une pièce calme, d'ajouter de la musique apaisante ou d'utiliser des accessoires pour vous soutenir, faites de la pratique votre propre voyage personnel.

Avant de commencer votre pratique de yoga somatique, il est important de garder à l'esprit quelques conseils de sécurité afin de garantir une expérience sûre et agréable :

Écoutez votre corps : le yoga somatique consiste à se mettre à l'écoute de ses sensations. Si une position devient douloureuse ou désagréable, quittez-la immédiatement. Ne vous poussez jamais à faire un mouvement qui ne vous convient pas.

Bougez lentement : Les mouvements du yoga somatique sont lents et réfléchis. Évitez de vous précipiter dans les poses, car cela peut augmenter le risque de blessure. Privilégiez la qualité à la quantité et prenez votre temps.

Modifiez au besoin : Si vous avez des limitations physiques ou des blessures, modifiez les poses pour les adapter à votre corps. Utilisez des accessoires tels que des coussins ou des couvertures pour un soutien supplémentaire, et sautez les mouvements qui ne vous semblent pas sûrs.

Consultez un médecin : Si vous avez des problèmes de santé, des blessures ou des préoccupations préexistantes, il est toujours préférable de consulter votre médecin avant de commencer un nouveau programme d'exercices, y compris le yoga.

Restez hydraté : Gardez de l'eau à portée de main et hydratez-vous, surtout si vous vous entraînez pendant de longues périodes ou dans des environnements plus chauds.

En gardant à l'esprit ces simples précautions, vous profiterez d'une pratique de yoga somatique sûre et efficace.

CHAPITRE 1 : COMPRENDRE LE MOUVEMENT SOMATIQUE

La connexion corps-esprit

Le yoga somatique est profondément ancré dans le concept du lien entre le corps et l'esprit. Cette relation fait référence à la manière dont vos pensées, vos émotions et vos sensations physiques sont interconnectées. Dans de nombreuses formes d'exercice, nous nous concentrons principalement sur le physique, l'apparence du corps, sa capacité à s'étirer ou sa force. Le mouvement somatique, quant à lui, adopte une approche différente. Il vous encourage à vous mettre à l'écoute des sensations de votre corps et de la façon dont il réagit au mouvement.

Lorsque vous pratiquez le yoga somatique, vous ne vous contentez pas de vous étirer ou de développer votre force; vous engagez votre esprit dans le processus. L'accent est mis sur l'observation de la sensation de chaque mouvement, des muscles activés et des points de tension ou de crispation. Cette prise de conscience vous permet de relâcher les tensions inutiles et de bouger plus librement. Au fil du temps, cette pratique de l'attention contribue à améliorer votre sentiment général de bien-être, car elle favorise une meilleure compréhension de la façon dont votre corps et votre esprit communiquent en permanence.

L'un des principaux avantages du yoga somatique est qu'il vous aide à vous libérer de vos anciens schémas de mouvement qui peuvent être à l'origine d'inconfort ou de tension. Beaucoup d'entre nous développent des habitudes telles que s'avachir ou garder les épaules tendues sans même s'en rendre compte. Ces habitudes peuvent être à l'origine de douleurs ou de raideurs chroniques. Grâce à des mouvements conscients, le yoga somatique vous aide à prendre conscience de ces schémas et vous encourage à bouger d'une manière plus équilibrée et alignée.

Le yoga somatique améliore non seulement votre mobilité physique, mais favorise également la clarté mentale et la relaxation. Il vous apprend à ralentir et à être présent à chaque instant, ce qui peut réduire le stress et l'anxiété dans votre vie quotidienne. En continuant à pratiquer, vous remarquerez probablement des améliorations dans votre façon de bouger, de gérer le stress et de vous sentir connecté à votre corps.

La science derrière le yoga somatique

Le yoga somatique est basé sur des principes qui ont été étudiés et soutenus par la science, en particulier dans les domaines de la neurologie, de la science du mouvement et de la psychologie. Cette pratique vise à rééduquer le cerveau et les muscles pour qu'ils travaillent ensemble plus efficacement, ce que l'on appelle souvent la rééducation neuromusculaire. Explorons la science qui la sous-tend.

1. Rééducation neuromusculaire

Au cœur du yoga somatique se trouve l'idée que votre cerveau contrôle les mouvements de votre corps. Au fil du temps, en raison du stress, des blessures ou des mouvements répétitifs, vos muscles peuvent développer des schémas de tension. Ces schémas s'ancrent dans votre cerveau, si bien que vous ne vous rendez peut-être même pas compte que certains muscles sont constamment tendus. Des douleurs et une mobilité réduite peuvent en résulter.

Le yoga somatique vise à **"réinitialiser"** ces schémas en engageant le cerveau dans un mouvement conscient. Lorsque vous bougez lentement et délibérément, vous donnez à votre cerveau une chance de remarquer et de corriger ces schémas. En vous concentrant sur les sensations de votre corps à chaque mouvement, vous créerez de nouveaux schémas de mouvement plus sains. Cela peut éventuellement se traduire par une plus grande souplesse, une diminution du stress et une amélioration du fonctionnement général.

2. Le rôle de la proprioception

La capacité de votre corps à détecter sa position dans l'espace est connue sous le nom de proprioception. C'est ainsi que, même lorsque vos yeux sont fermés, vous pouvez localiser vos membres. Le yoga somatique améliore votre proprioception en vous encourageant à prêter une attention particulière à la façon dont votre corps se sent pendant le mouvement. Cette prise de conscience permet d'améliorer l'équilibre, la coordination et le contrôle du corps.

3. La plasticité du cerveau

Votre cerveau change et s'adapte constamment, une qualité connue sous le nom de neuroplasticité. Lorsque vous pratiquez le yoga somatique, vous engagez cette capacité à recâbler le cerveau. En pratiquant régulièrement le mouvement en pleine conscience, votre cerveau renforce de nouvelles voies qui favorisent l'amélioration des schémas de mouvement. Cela permet non seulement de réduire les tensions et les douleurs, mais aussi de maintenir plus facilement ces changements au fil du temps.

4. Le système nerveux et la relaxation

Le yoga somatique active le système nerveux parasympathique, qui est responsable du mode **"repos et digestion"** du corps. Dans le monde rapide d'aujourd'hui, beaucoup d'entre nous passent trop de temps dans le système nerveux sympathique **(la réponse "combattre ou fuir"),** ce qui peut entraîner un stress et une tension chroniques. Le fait de ralentir et de se concentrer sur des mouvements doux aide le corps à se détendre, ce qui réduit les hormones de stress comme le cortisol et favorise la relaxation générale.

5. Intégration corps-esprit

Des études scientifiques ont montré que les pratiques basées sur la pleine conscience, comme le yoga somatique, peuvent avoir des effets profonds sur la santé physique et mentale. Ces pratiques contribuent à réduire le stress, à améliorer la concentration et à accroître le bien-être général. L'intégration corps-esprit que favorise le yoga somatique peut vous aider à devenir plus conscient des schémas émotionnels et physiques, offrant ainsi une approche holistique de la santé.

Dans le yoga somatique, la conscience est primordiale. Il ne s'agit pas seulement d'exécuter des poses ou de faire des mouvements ; il s'agit d'être pleinement présent dans chaque mouvement. L'objectif est d'établir une connexion plus profonde avec votre corps en prêtant attention à la façon dont il se sent, à la façon dont il bouge et aux endroits où il est tendu. Cette attention particulière transforme le mouvement d'une tâche mécanique en une exploration des besoins et des schémas de votre corps.

1. Se déplacer avec intention

Lorsque vous êtes conscient de la façon dont vous bougez, vous le faites avec intention. Au lieu de vous contenter de suivre une routine, vous prenez le temps de remarquer comment chaque partie de votre corps réagit à chaque mouvement. Vos épaules sont-elles tendues ? Le bas de votre dos est-il raide ? Le yoga somatique vous encourage à explorer ces sensations sans jugement, ce qui vous permet de comprendre comment votre corps fonctionne et ce dont il a besoin.

2. Rompre avec les anciennes habitudes de mouvement

Au fil du temps, nous développons tous des schémas de mouvement inconscients. Ceux-ci peuvent résulter d'une blessure, d'un stress ou simplement de postures habituelles, comme le fait de s'avachir au bureau. Ces schémas entraînent souvent une gêne ou une tension chronique, mais nous ne nous en rendons pas compte parce qu'ils sont tellement ancrés dans nos habitudes. En pratiquant la prise de conscience dans le mouvement, vous pouvez commencer à reconnaître et à briser ces vieux schémas. Le yoga somatique vous aide à repérer les zones de tension habituelles, afin que vous puissiez les relâcher consciemment et créer des schémas de mouvement plus sains.

3. Réduire les contraintes et l'inconfort

Lorsque vous prenez conscience de vos mouvements, vous réduisez naturellement les tensions inutiles. Souvent, nous contractons les muscles ou maintenons la tension dans des zones qui n'en ont pas besoin. Par exemple, vous pouvez serrer la mâchoire lorsque vous êtes stressé ou tendre les épaules lorsque vous êtes assis. Grâce à la pleine conscience, vous commencez à remarquer ces habitudes et à les relâcher. Cela peut conduire à une diminution de la douleur, à une plus grande liberté de mouvement et à un plus grand sentiment d'aisance dans le corps.

4. Améliorer la coordination et l'équilibre

La conscience du mouvement améliore également la coordination et l'équilibre. Vous pouvez activer votre système nerveux et votre cerveau de manière plus complète en prêtant attention à la façon dont votre corps se sent lorsqu'il bouge. Cette attention accrue permet d'améliorer la capacité de votre corps à contrôler les mouvements et à répondre aux changements de position. Au fil du temps, cela permet d'améliorer l'équilibre, la stabilité et la coordination, tant dans la pratique du yoga que dans la vie de tous les jours.

5. Connecter le corps et l'esprit

Le rôle le plus important de la conscience dans le mouvement est peut-être de renforcer le lien entre le corps et l'esprit. Lorsque vous bougez en pleine conscience, vous faites passer votre attention de votre tête à votre corps. Cela crée un sentiment d'unité entre votre corps et vos pensées. Par conséquent, non seulement vous bougez avec plus de conscience, mais vous vous sentez également plus connecté à votre corps, ce qui favorise la clarté mentale et la relaxation.

La conscience du mouvement est au cœur du yoga somatique. En vous concentrant sur les sensations et les réactions de votre corps, vous pouvez bouger plus librement, relâcher les tensions et développer des schémas de mouvement plus sains. Cette pratique vous encourage à écouter votre corps et à répondre à ses besoins avec soin et attention, ce qui vous permet de mener une vie plus attentive et équilibrée.

En quoi le yoga somatique diffère-t-il du yoga traditionnel ?

Bien que le yoga somatique et le yoga traditionnel soient tous deux axés sur l'amélioration du bien-être physique et mental, ils diffèrent dans leur approche et leur orientation. Comprendre ces différences peut vous aider à comprendre pourquoi le yoga somatique peut convenir à vos besoins particuliers, surtout si vous recherchez une **pratique plus attentive** et **thérapeutique**.

1. L'accent mis sur la prise de conscience interne par rapport à la forme externe

Le yoga traditionnel met souvent l'accent sur l'alignement et la forme des poses, guidant les étudiants pour qu'ils obtiennent des formes spécifiques avec leur corps. Bien qu'un alignement correct soit certainement utile, le yoga somatique met moins l'accent sur l'apparence d'une pose que sur les sensations qu'elle procure. L'objectif est de devenir plus conscient des sensations dans votre corps pendant le mouvement, plutôt que d'atteindre une posture idéale. Cette concentration sur soi permet de mieux comprendre les besoins et les limites de son corps.

2. Mouvements doux et lents vs. séquences basées sur la fluidité

Les styles de yoga traditionnels, comme Vinyasa ou Ashtanga, consistent souvent à enchaîner une série de poses dans une séquence de mouvements continus. Le yoga somatique, quant à lui, est beaucoup plus lent et délibéré. Les mouvements sont souvent plus petits et moins intenses, ce qui permet de se concentrer sur des sensations subtiles et de prendre conscience de chaque mouvement. Ce rythme lent favorise une relaxation profonde et vous aide à éviter les étirements excessifs ou les tensions dans votre corps.

3. Rééducation neuromusculaire

L'une des principales différences entre le yoga somatique et le yoga traditionnel est l'accent mis par le yoga somatique sur la **rééducation neuromusculaire.** Le yoga somatique vise à rééduquer la connexion entre votre cerveau et vos muscles afin de libérer les tensions chroniques et d'améliorer les schémas de mouvement. Le yoga traditionnel peut améliorer la souplesse et la force, mais il ne met souvent pas l'accent sur cette rééducation spécifique du lien entre le cerveau et le corps de la même manière. Le yoga somatique aide à défaire les schémas de mouvement enracinés qui peuvent entraîner des douleurs ou des raideurs.

4. Mouvements personnalisés et poses standard

Dans le yoga traditionnel, de nombreuses poses sont standardisées et pratiquées de la même manière par tout le monde, avec des modifications si nécessaire. Dans le yoga somatique, les mouvements sont beaucoup plus personnalisés. Vous êtes encouragé à explorer ce qui fait du bien à votre corps plutôt que de suivre un ensemble d'instructions strictes. Vous pouvez faire des mouvements plus petits et plus doux ou adapter les poses de manière significative pour répondre à vos besoins individuels. Cette flexibilité rend le yoga somatique accessible aux personnes ayant des capacités et des conditions physiques variées.

5. Accent mis sur la guérison et la relaxation

Si le yoga traditionnel offre de nombreux bienfaits physiques, il est souvent plus axé sur la forme physique, la souplesse ou le développement spirituel, selon le style. Le **yoga somatique** est **avant tout thérapeutique** et met l'accent sur la guérison du corps et la réduction des tensions physiques. Il est particulièrement bénéfique pour les personnes qui se remettent d'une blessure, qui souffrent de douleurs chroniques ou qui cherchent un moyen de gérer leur stress.

Les mouvements sont conçus pour favoriser la relaxation et un sentiment de bien-être, ce qui rend le yoga somatique plus réparateur par nature.

6. Contrainte ou effort minimal

Dans de nombreuses pratiques traditionnelles de yoga, les étudiants sont encouragés à s'étirer profondément ou à tenir des poses pendant de longues périodes afin d'accroître leur force et leur souplesse. Le yoga somatique évite toute forme d'effort. Au lieu de cela, les mouvements sont conçus pour être doux et non fatigants, avec un accent sur l'aisance et le confort. Il est donc idéal pour les personnes qui trouvent le yoga traditionnel trop intense ou trop exigeant sur le plan physique.

Aménagement de l'espace de travail

La création d'un espace paisible et confortable pour votre pratique de yoga somatique est une étape essentielle pour profiter pleinement de l'expérience. Votre environnement joue un rôle important dans la concentration et la détente que vous ressentez pendant votre pratique. Heureusement, l'aménagement de votre espace ne nécessite pas grand-chose, juste quelques objets de base et une atmosphère calme. Voici comment commencer :

1. Trouver un espace calme et confortable

Choisissez un endroit dans votre maison où vous pouvez vous entraîner sans être distrait. Il ne s'agit pas nécessairement d'un grand espace, mais d'une pièce suffisamment grande pour pouvoir se déplacer librement dans toutes les directions. Veillez à ce que l'endroit soit calme et exempt d'interruptions, afin de pouvoir vous concentrer pleinement sur votre pratique. Si possible, consacrez cet espace à votre yoga, afin qu'il devienne un lieu où votre esprit et votre corps se détendent automatiquement.

2. Utiliser un tapis de yoga ou une surface confortable

Un tapis de yoga permet d'amortir les chocs et d'avoir une bonne prise, ce qui facilite les mouvements dans les postures. Si vous n'avez pas de tapis de yoga, vous pouvez utiliser une couverture ou un tapis doux, à condition qu'il soit suffisamment rembourré pour vos articulations. Le yoga somatique implique de nombreux mouvements doux au sol, vous devez donc vous sentir soutenu et à l'aise.

3. Garder l'espace propre et sans désordre

Un espace encombré peut conduire à un esprit encombré. Gardez votre espace de pratique aussi propre et bien rangé que possible. Cela vous aidera non seulement à vous concentrer, mais aussi à créer un sentiment de calme et d'ordre. Vous souhaitez que votre environnement favorise la relaxation, c'est pourquoi il est judicieux d'éliminer les distractions telles que les piles de linge, les objets éparpillés ou les appareils électroniques superflus.

4. Tenir compte de l'éclairage et de la température

Une lumière douce et naturelle est idéale pour la pratique du yoga, car elle contribue à créer une atmosphère apaisante. Si vous pratiquez le soir ou si vous n'avez pas accès à la lumière naturelle, utilisez un éclairage doux comme des lampes ou des bougies. La température de la pièce doit être confortable, ni trop chaude ni trop froide, afin que vous puissiez vous détendre pleinement sans ressentir d'inconfort.

5. Rassembler les accessoires si nécessaire

Le yoga somatique implique souvent des mouvements doux, mais l'utilisation d'accessoires peut rendre votre pratique encore plus supportable. Gardez quelques objets comme des coussins, des couvertures ou des blocs de yoga à proximité. Ils peuvent être utilisés pour soutenir votre corps dans certaines poses ou vous aider à modifier les mouvements si nécessaire.

6. Créer une ambiance apaisante

Pensez à ajouter quelques éléments qui vous aideront à vous sentir mieux ancré et plus détendu. Une musique douce, des huiles essentielles ou des bougies peuvent renforcer l'atmosphère apaisante de votre espace de pratique. Veillez toutefois à ce que ces éléments soient apaisants et non envahissants. L'objectif est de créer un environnement paisible où vous pouvez vous concentrer pleinement sur votre corps et votre respiration.

7. Éteindre les distractions

Avant de commencer votre entraînement, prenez le temps d'éliminer toutes les distractions potentielles. Mettez votre téléphone en silencieux, fermez les portes ou les fenêtres qui pourraient laisser passer du bruit et créez un espace ininterrompu pour vous-même. Cela vous permettra de vous plonger plus profondément dans votre pratique et de rester concentré sur le moment présent.

Accessoires et équipements essentiels

Bien que le yoga somatique soit doux et accessible, quelques accessoires clés peuvent améliorer votre pratique et vous apporter un confort et un soutien supplémentaires. Ces accessoires sont simples, mais ils peuvent faire une grande différence en vous aidant à bouger en pleine conscience et en toute sécurité. Voici une liste d'équipements essentiels à considérer pour votre pratique du yoga somatique :

1. Tapis de yoga

Un tapis de yoga de bonne qualité permet d'amortir les chocs et d'adhérer à la pratique. Le yoga somatique impliquant de nombreux mouvements au sol, un tapis protège vos articulations et vous permet de rester à l'aise. Choisissez un tapis suffisamment épais pour vous soutenir, mais pas trop mou pour ne pas perdre l'équilibre.

2. Coussins ou oreillers

Des coussins ou de petits oreillers peuvent être utiles pour soutenir votre corps pendant certaines poses. Ils peuvent apporter un confort supplémentaire lorsque vous êtes assis ou allongé sur le sol, en particulier si vous avez des hanches serrées ou des douleurs dans le bas du dos. Les coussins sont également utiles pour les étirements doux et les poses de relaxation, car ils offrent une surface plus douce sur laquelle se reposer.

3. Blocs de yoga

Les blocs de yoga sont utiles pour modifier les poses et apporter un soutien supplémentaire. Si un mouvement vous semble trop intense ou si vous ne pouvez pas atteindre le sol confortablement, les blocs peuvent vous aider à maintenir un alignement correct tout en rendant la pose plus accessible. Vous pouvez les placer sous vos mains, vos pieds ou vos hanches pour ajuster la hauteur et le niveau de confort de chaque pose.

4. Couvertures

Une couverture pliée peut offrir un grand soutien et de la chaleur pendant votre pratique. Les couvertures peuvent être placées sous les genoux, la tête ou le bas du dos pour plus de confort. Elles sont particulièrement utiles pendant les poses de relaxation, car elles permettent d'amortir les zones sensibles. Une couverture peut également servir de support pour des étirements plus profonds ou pour se réchauffer pendant la dernière pose de repos.

5. Sangle ou ceinture

Une sangle de yoga ou une simple ceinture peut faciliter les exercices d'étirement et d'assouplissement. Les sangles vous permettent d'étendre votre portée dans certaines poses, ce qui facilite le maintien d'une bonne forme sans effort. Elles sont particulièrement utiles pour les personnes dont la souplesse est limitée ou qui se remettent d'une blessure, car elles permettent d'effectuer les mouvements en douceur, sans forcer l'étirement.

6. Oreiller pour les yeux (facultatif)

Un coussin pour les yeux peut favoriser la relaxation pendant votre pratique, en particulier pendant la dernière position de repos (Savasana). Il appuie doucement sur vos yeux, encourageant la relaxation et aidant à bloquer la lumière. Il s'agit d'un ajout facultatif mais apaisant qui permet de créer un sentiment de calme et de repos plus profond.

7. Chaise (facultatif)

Pour les personnes qui ont des difficultés à se mettre au sol ou qui préfèrent avoir plus de soutien, une chaise solide peut être utilisée dans le cadre du yoga somatique. Les mouvements effectués sur une chaise sont utiles pour les personnes à mobilité réduite, celles qui ont des problèmes d'équilibre ou celles qui se remettent d'une blessure. Ils permettent d'expérimenter les bienfaits du yoga somatique d'une manière plus accessible.

Ces simples accessoires et pièces d'équipement rendent votre pratique du yoga somatique plus confortable et plus adaptable à vos besoins individuels. Vous n'avez pas besoin de tous ces accessoires immédiatement. Commencez par les éléments de base, comme un tapis et un coussin, et incorporez progressivement d'autres accessoires en fonction de vos besoins. L'objectif est de soutenir votre corps de manière à vous permettre de bouger en pleine conscience et de profiter pleinement de votre pratique.

CHAPITRE 3 : POSES FONDAMENTALES DE YOGA SOMATIQUE

Engagement doux et lent des muscles

Dans le yoga somatique, nous commençons notre voyage par des poses fondamentales qui servent de base à une pratique consciente et incarnée. Ces mouvements doux vous invitent à ralentir, à vous mettre à l'écoute des sensations subtiles de votre corps et à cultiver une connexion plus profonde entre votre esprit et vos muscles.

Contrairement au yoga traditionnel, qui peut mettre l'accent sur la forme extérieure ou l'effort physique, le yoga somatique met l'accent sur la conscience interne et le relâchement progressif des tensions. Grâce à des mouvements lents et délibérés et à une respiration consciente, ces postures fondamentales vous aident à réveiller la sagesse innée de votre corps et à découvrir un sentiment d'aisance et de fluidité dans votre pratique.

En explorant ces poses, rappelez-vous que l'objectif n'est pas d'obtenir une posture parfaite, mais plutôt de cultiver une connexion consciente avec votre corps. Embrassez le voyage de la découverte de soi et permettez à chaque mouvement de se dérouler avec grâce et aisance.

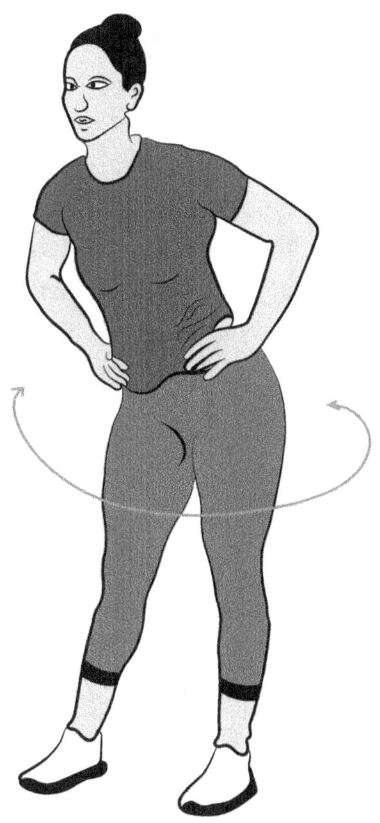

Inclinaison du bassin

L'inclinaison du bassin est une posture fondamentale du yoga somatique qui éveille en douceur la connexion entre le bas du dos, le tronc et la respiration. Ce simple mouvement de bascule encourage l'engagement conscient de vos muscles, favorisant la mobilité et la relaxation de la colonne lombaire.

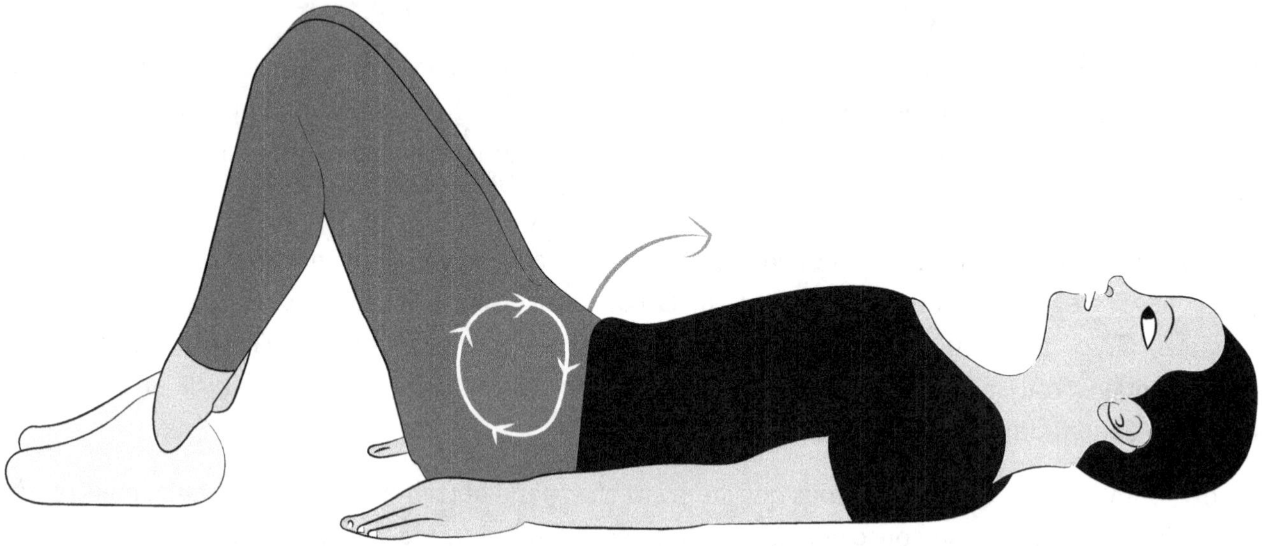

Instructions:

1. Allongez-vous sur le dos, les genoux pliés. Placez vos pieds sur le sol, à distance des hanches.
2. Placez vos mains sur le bas de votre abdomen ou à côté de vous, en ressentant les légers mouvements de montée et de descente de votre respiration.
3.
4. Inspirez lentement et profondément, en laissant votre ventre se gonfler. En expirant, appuyez doucement le bas de votre dos sur le sol, en inclinant votre bassin vers le haut.
5. Inspirez à nouveau, en relâchant l'inclinaison et en ramenant votre bassin à une position neutre.
6. Répétez ce doux mouvement de bascule, en synchronisant votre respiration avec le mouvement.
7. Continuez pendant 5 à 10 répétitions, en vous concentrant sur les sensations subtiles dans le bas du dos et le tronc.

Modifications:

Si vous ressentez une gêne dans le bas du dos, placez un petit oreiller ou une serviette roulée sous vos genoux pour vous soutenir.

Avantages:

Développe la conscience des muscles du bas du dos et du centre.

Améliore la mobilité de la colonne lombaire.

Favorise la relaxation et la réduction du stress.

Soyez attentif au rythme naturel de votre respiration lorsque vous effectuez la bascule du bassin.

Remarquez comment votre respiration guide le mouvement, créant un sentiment de fluidité et d'aisance.

Chat-vache somatique

Le Cat-Cow somatique est une variante douce de la pose traditionnelle du Cat-Cow, qui met l'accent sur des mouvements lents et conscients et sur une connexion profonde avec votre respiration. Cette séquence fluide favorise l'articulation de la colonne vertébrale, l'engagement du tronc et un sentiment de fluidité dans tout le corps.

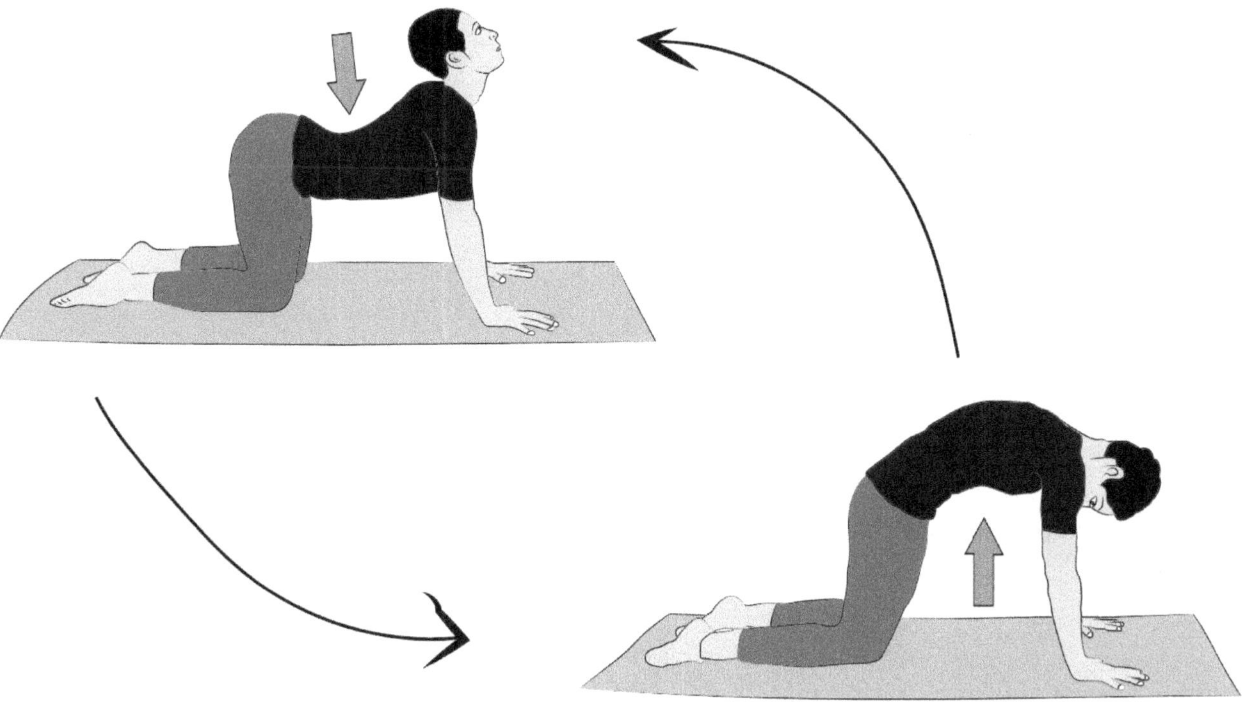

Instructions:

1. Commencez à quatre pattes. Placez vos mains à la largeur des épaules et vos genoux à la largeur des hanches. Veillez à ce que vos poignets soient alignés sous vos épaules et vos genoux sous vos hanches.
2. Inspirez profondément en cambrant le dos et en levant le coccyx vers le plafond. Laissez votre ventre descendre vers le sol et votre poitrine s'ouvrir. Regardez doucement vers le haut, en gardant le cou neutre. (Pose de la vache)
3. Expirez lentement, en arrondissant la colonne vertébrale vers le plafond, en rentrant le coccyx et en ramenant le nombril vers la colonne vertébrale. Relâchez la tête vers le sol, mais évitez de tendre le cou (Cat Pose).
4. Continuez à passer d'une posture à l'autre, en inspirant dans la posture de la vache et en expirant dans la posture du chat.

5. Concentrez-vous sur les sensations subtiles de votre colonne vertébrale, de votre tronc et de votre respiration. Bougez lentement et délibérément, en permettant à chaque mouvement d'émerger organiquement.
6. Répétez l'opération pendant 5 à 10 cycles, ou aussi longtemps que vous vous sentez à l'aise.

Modifications:

Si vous ressentez une gêne au niveau du poignet, placez vos avant-bras sur le sol, en créant une position de table avec vos coudes sous vos épaules.

Si vous ressentez une gêne au niveau des genoux, placez une couverture ou une serviette pliée sous vos genoux pour les amortir.

Avantages:

Améliore la mobilité et la flexibilité de la colonne vertébrale

Renforce les muscles du tronc

Masse les organes abdominaux

Favorise la relaxation et la réduction du stress

Améliore la conscience de la respiration

Conscience de la respiration :

Soyez attentif au rythme de votre respiration. Laissez-le guider le flux entre les poses du chat et de la vache.

Remarquez comment votre respiration initie chaque mouvement, créant un sentiment de fluidité et d'aisance.

Roulements d'épaules

Les roulements d'épaules sont un exercice de yoga somatique simple mais efficace pour relâcher les tensions et améliorer la mobilité des épaules et du haut du dos. Ce mouvement doux encourage la prise de conscience de l'articulation de l'épaule et des muscles environnants, favorisant un sentiment d'ouverture et d'aisance.

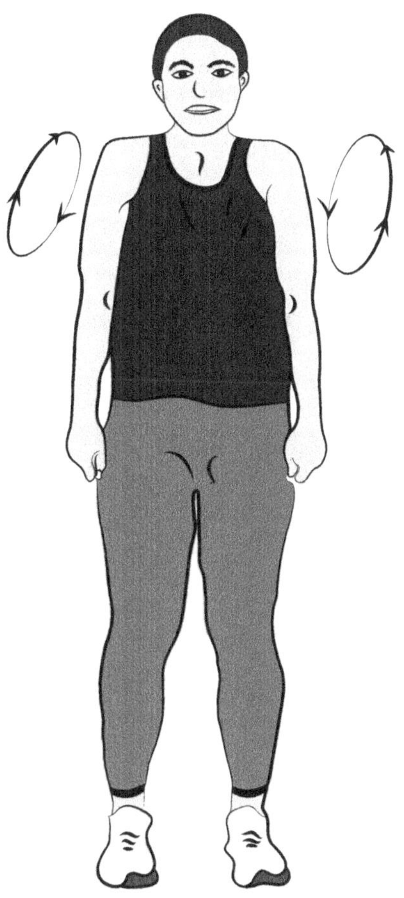

Instructions:

1. Asseyez-vous ou tenez-vous debout dans une position agréable, la colonne vertébrale droite et les épaules relâchées. En respirant profondément, levez les épaules vers les oreilles.
2. Inspirez profondément en soulevant les épaules vers les oreilles.
3. Expirez lentement en roulant les épaules vers l'arrière et vers le bas, en rapprochant les omoplates.
4. Continuez ce mouvement circulaire, en inspirant lorsque vous soulevez vos épaules et en expirant lorsque vous les faites rouler vers l'arrière et vers le bas.
5. Concentrez-vous sur le mouvement doux et fluide des articulations de vos épaules. Évitez les mouvements saccadés ou énergiques.
6. Soyez attentif à toute zone de tension ou de crispation et répétez 5 à 10 fois dans chaque direction.

Modifications:

Si vous ressentez une douleur ou une gêne au niveau de l'épaule, réduisez l'amplitude du mouvement ou effectuez l'exercice avec les bras le long du corps.

Avantages:

Libère les tensions et les raideurs dans les épaules et le haut du dos.

Améliore la mobilité et l'amplitude des mouvements des articulations de l'épaule.

Améliore la circulation dans la partie supérieure du corps.

Favorise la relaxation et la réduction du stress.

Conscience de la respiration :

Coordonnez votre respiration avec le mouvement, en inspirant lorsque vous soulevez vos épaules et en expirant lorsque vous les roulez vers l'arrière et vers le bas.

Remarquez comment votre respiration facilite la fluidité du mouvement.

Pose du pont somatique

La posture du pont somatique est une légère flexion arrière qui vous permet de ressentir les sensations subtiles de votre colonne vertébrale, de vos hanches et de votre poitrine. Cette posture renforce les fessiers et les ischio-jambiers tout en étendant la poitrine et les épaules, créant ainsi une sensation de stabilité et d'expansion.

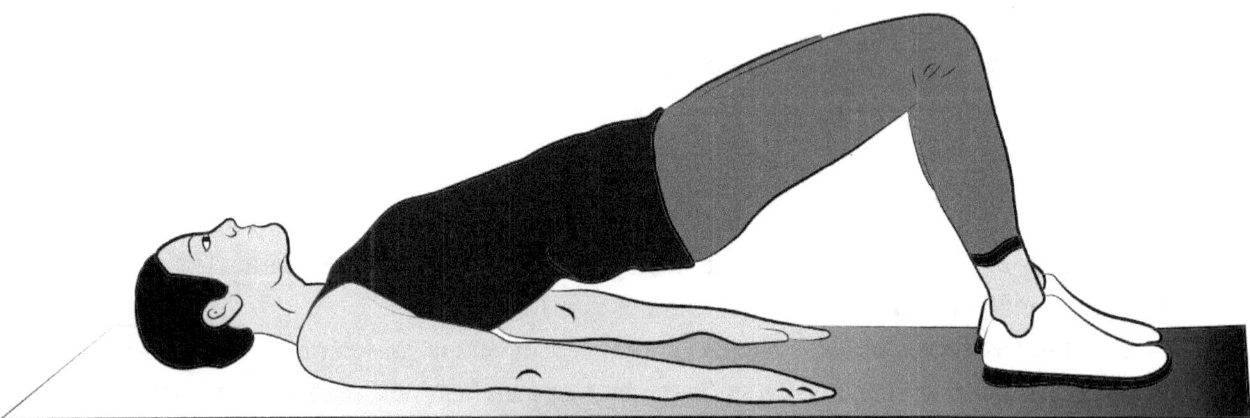

Instructions:

1. Allongez-vous sur le dos. Pliez les genoux et placez vos pieds à plat sur le sol, écartés de la largeur des hanches. Vos bras doivent être le long de votre corps, les paumes tournées vers le bas.
2. Inspirez profondément, en forçant vos pieds et vos bras à s'enfoncer dans le sol, tout en soulevant progressivement vos hanches du tapis.
3. Croisez vos doigts sous votre bassin. Poussez les bras vers le bas pour soulever les hanches.

4. Gardez les cuisses et l'intérieur des pieds parallèles. Pressez votre poitrine vers votre menton en évitant de forcer sur votre cou.
5. Maintenez la posture pendant 5 à 10 respirations, ou plus longtemps si vous le souhaitez, en vous concentrant sur les sensations dans le dos, les hanches et la poitrine.
6. Pour relâcher, respirez profondément et ramenez doucement vos hanches sur le tapis, une vertèbre à la fois.

Modifications:

Si vous avez mal au cou, relâchez vos mains et placez-les le long de votre corps, paumes vers le bas.

Si vous ressentez une pression dans le bas du dos, diminuez la hauteur de votre pont ou placez un bloc de yoga sous votre sacrum pour vous soutenir.

Avantages:

Renforce les fessiers, les ischio-jambiers et les muscles du dos.

Étire la poitrine, les épaules et les muscles fléchisseurs de la hanche.

Améliore la mobilité et la flexibilité de la colonne vertébrale.

Il stimule les organes de l'estomac et la glande thyroïde.

Diminue l'anxiété et la lassitude.

Conscience de la respiration :

Maintenez une respiration régulière et profonde pendant toute la durée de la position.

Réfléchissez à la façon dont votre respiration dilate votre poitrine et produit une sensation d'espace.

Utilisez vos expirations pour soulager les tensions dans les hanches et le bas du dos.

Cercles de hanches

Les cercles de hanche sont une pratique de yoga somatique fluide et dynamique qui augmente la mobilité et soulage la tension dans les articulations de la hanche et les muscles environnants. Cette action circulaire douce favorise la fluidité et la souplesse du bassin, ce qui améliore la flexibilité générale et l'équilibre.

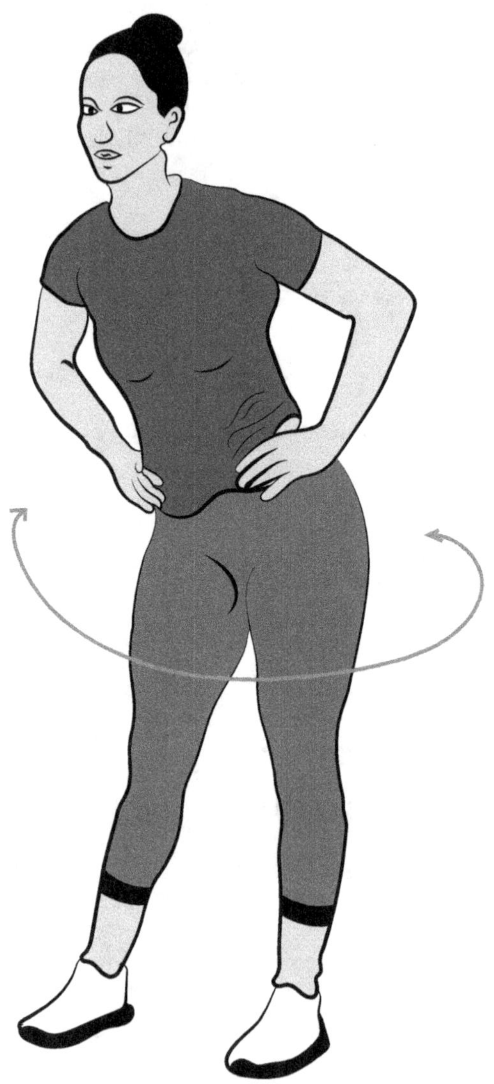

Instructions

1. Tenez-vous debout, les pieds écartés de la largeur des hanches et les bras détendus sur les côtés.

2. Appuyez vos pieds sur le sol et développez la stabilité de vos jambes.

3. Commencez à tourner vos hanches dans le sens des aiguilles d'une montre.

4. Pendant que vous bougez, gardez votre colonne vertébrale droite. Engagez votre tronc.

5. Concentrez-vous sur la progression harmonieuse et incessante du développement.

6. Au fur et à mesure que vos hanches s'échauffent, élargissez progressivement les cercles.

7. Répétez 5 à 10 fois dans chaque sens (sens des aiguilles d'une montre et sens inverse des aiguilles d'une montre).

Modifications:

Si vous ressentez des douleurs dans le bas du dos, diminuez la taille des cercles ou posez vos mains sur vos hanches pour vous soutenir.

Cet exercice peut également être réalisé assis sur une chaise, les pieds à plat sur le sol.

Avantages:

Améliore la mobilité des hanches et l'amplitude des mouvements.

Soulage la raideur des hanches, du bas du dos et de l'aine.

Améliore l'équilibre et la coordination.

Améliore la circulation dans la région pelvienne.

Favorise un sentiment de fluidité et de liberté dans le corps.

Conscience de la respiration :

Respirez profondément et régulièrement tout au long de l'activité.

Inspirez en élargissant le cercle, puis expirez en le comprimant.

Réfléchissez à la manière dont votre respiration contribue au déroulement de la danse.

Pli somatique avant

Le pli somatique vers l'avant est une posture calme et méditative qui permet de soulager les tensions dans la colonne vertébrale, les ischio-jambiers et les épaules. Cette posture favorise un profond sentiment d'abandon et d'enracinement, permettant au corps et à l'esprit de se détendre.

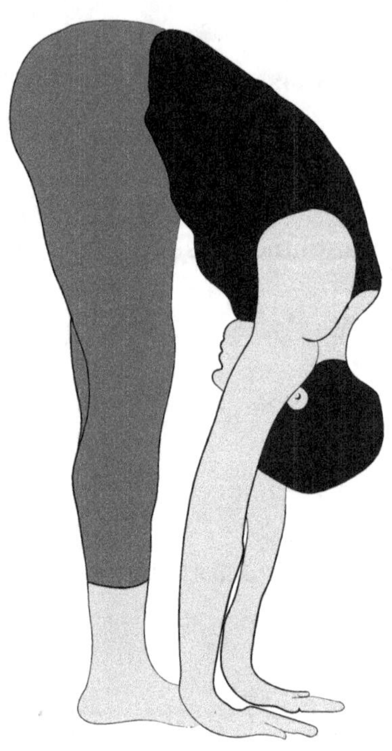

Instructions

1. Tenez-vous debout, les pieds écartés de la largeur des hanches et les bras détendus sur les côtés.
2. Inspirez profondément en allongeant la colonne vertébrale et en levant les bras en l'air.
3. Expirez doucement, en fléchissant les hanches et en vous penchant vers le sol.
4. Laissez votre tête et votre cou pendre lourdement.
5. Pour éviter de serrer les ischio-jambiers, gardez les genoux légèrement fléchis.
6. Balancez le haut de votre corps d'un côté à l'autre, en laissant la gravité soulager votre dos.
7. Maintenez la posture pendant 5 à 10 respirations, ou plus longtemps si vous le souhaitez, en vous concentrant sur les sensations d'étirement et de relâchement.
8. Pour vous relever, inspirez et remontez doucement votre colonne vertébrale jusqu'à la position debout, une vertèbre à la fois.

Modifications:

Si vous avez des tensions au niveau des ischio-jambiers, utilisez un bloc de yoga sous vos mains pour vous soutenir.

Si vous souffrez de douleurs lombaires, maintenez une légère flexion des genoux pendant toute la durée de la position.

Avantages:

Étire les ischio-jambiers, les mollets et le dos.

Calme le système nerveux et favorise la relaxation.

Améliore la digestion et la circulation.

Diminue la tension et l'anxiété.

Améliore la conscience du corps et de l'esprit.

Conscience de la respiration :

Respirez profondément et régulièrement pendant toute la durée de la position.

Laissez vos expirations approfondir le pli et soulager la tension.

Réfléchissez à la façon dont votre respiration produit une sensation d'espace dans votre corps.

Glissières de jambe

Les glissements de jambes sont un mouvement de yoga somatique modéré mais efficace qui fait travailler les muscles du tronc et augmente la mobilité des hanches. Ce mouvement délicat favorise une connexion forte entre le tronc et le bas du corps, ce qui se traduit par une stabilité et une fluidité.

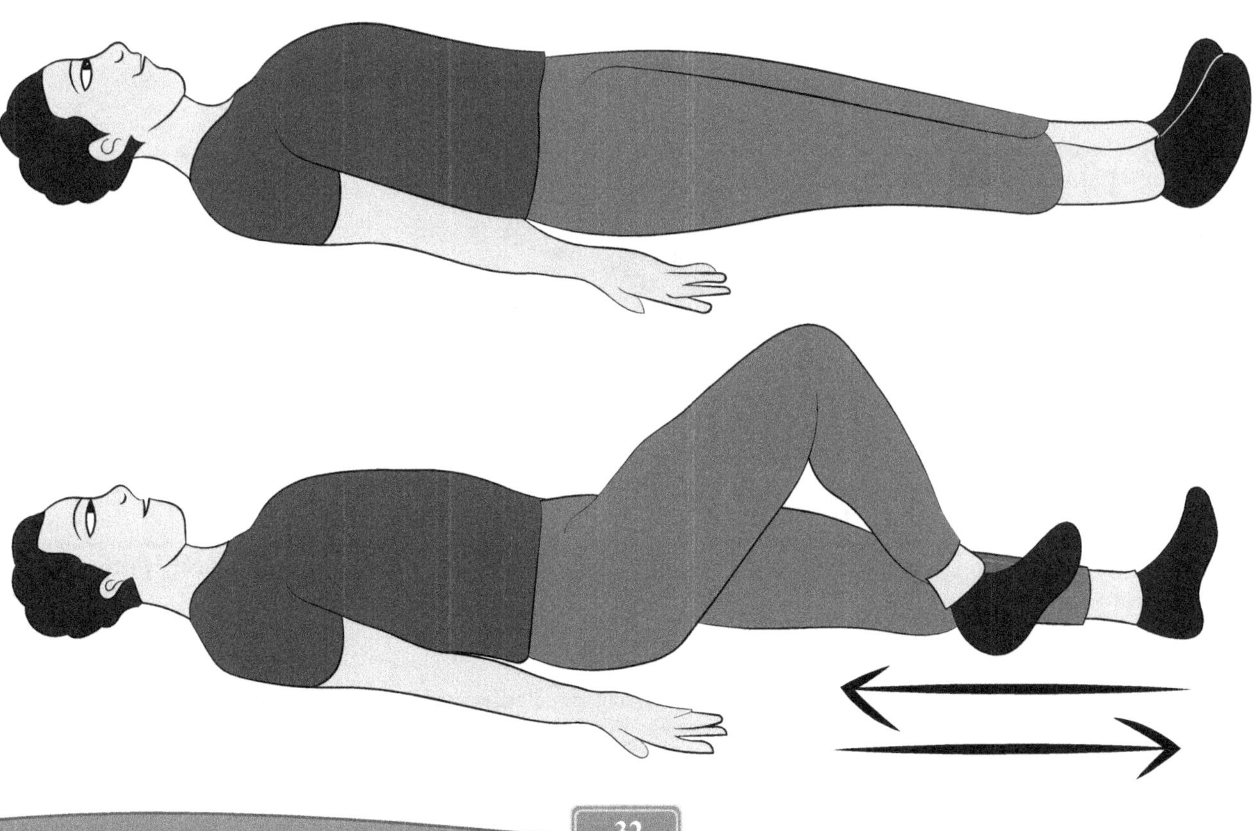

Instructions:

1. Allongez-vous sur le dos. Pliez les genoux et placez vos pieds à plat sur le sol, écartés de la largeur des hanches.
2. Engagez vos muscles abdominaux et poussez le bas de votre dos sur le tapis.
3. Inspirez doucement, puis expirez tout en glissant une jambe loin de votre corps, en maintenant votre pied fléchi et votre jambe droite.
4. Inspirez à nouveau et, en expirant, ramenez votre jambe dans sa position initiale.
5. Répétez l'opération de l'autre côté.
6. Continuez à alterner les jambes, en bougeant doucement et avec contrôle.
7. Maintenez une colonne vertébrale neutre et faites travailler votre tronc pendant l'exercice.
8. Répétez 5 à 10 fois pour chaque jambe.

Modifications:

Si vous souffrez de douleurs lombaires, placez un petit coussin ou une serviette enroulée derrière votre bassin pour vous soutenir.

Si vos ischio-jambiers sont tendus, gardez vos genoux légèrement pliés pendant que vous faites glisser vos jambes.

Avantages:

Renforce et stabilise les muscles du tronc.

Améliore la mobilité et la flexibilité des hanches.

Améliore la conscience du corps et la coordination.

Favorise la relaxation et diminue les tensions.

Conscience de la respiration :

La coordination de la respiration avec le mouvement est essentielle. Expirez lorsque vous faites glisser votre jambe et inspirez lorsque vous la ramenez.

Réfléchissez à la façon dont votre respiration contribue à l'activation de vos muscles abdominaux.

Balancement des genoux

Le balancement des genoux est un exercice de yoga somatique doux et rythmé qui favorise la relaxation et libère les tensions dans le bas du dos et les hanches. Ce mouvement apaisant encourage un sentiment de fluidité et d'aisance dans le bassin, favorisant une connexion plus profonde avec les rythmes naturels de votre corps.

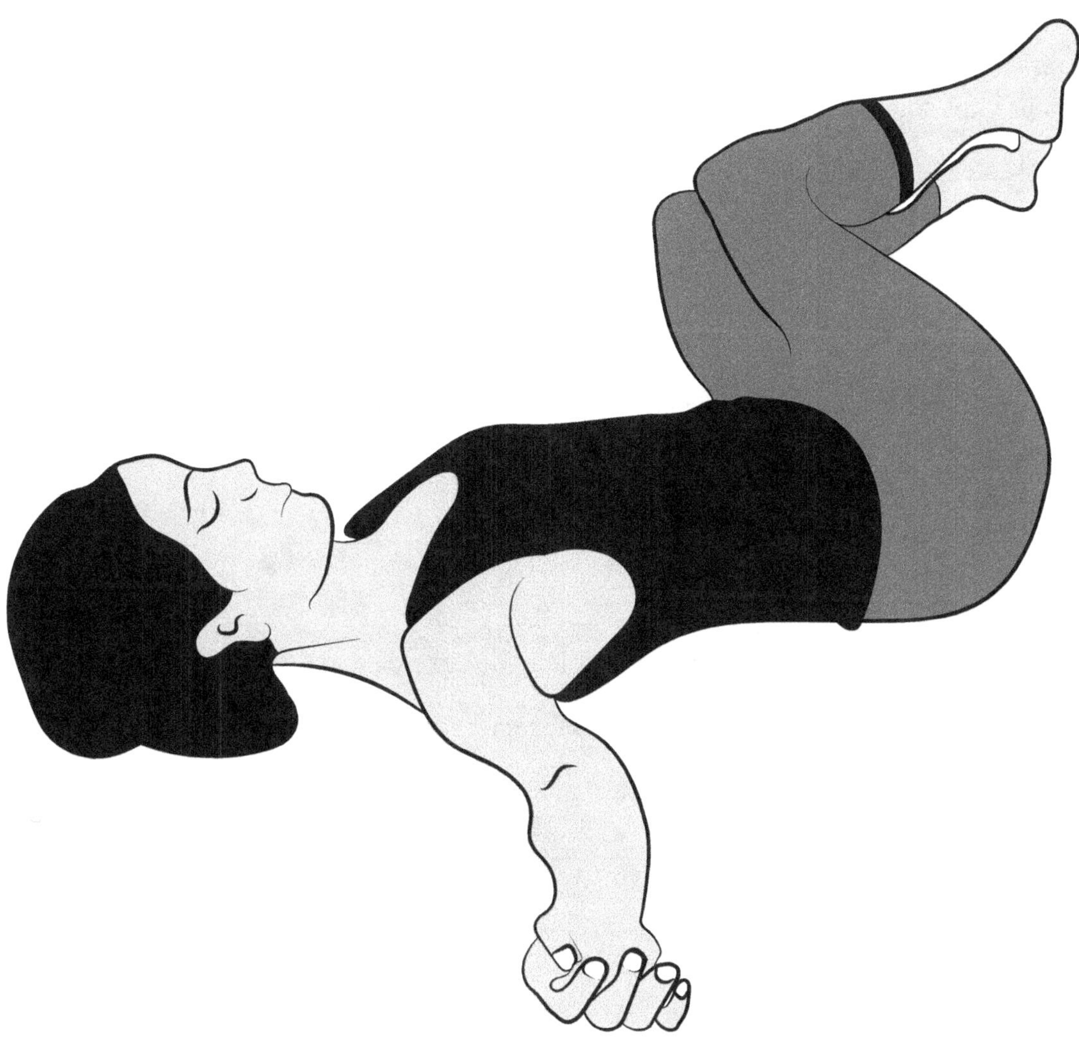

Instructions:

1. Allongez-vous sur le dos, les genoux pliés. Placez vos pieds sur le sol, à distance des hanches.
2. Laissez vos genoux tomber doucement d'un côté, en gardant le haut du corps et les épaules détendus sur le tapis.
3. Sentez un léger étirement dans le bas du dos et les hanches et restez en position pendant quelques respirations.
4. Inspirez et ramenez lentement vos genoux vers le centre.

5. Expirez et laissez vos genoux tomber vers l'autre côté, en maintenant cette position pendant quelques respirations.
6. Continuez à balancer vos genoux d'un côté à l'autre, en suivant le rythme naturel de votre respiration.
7. Concentrez-vous sur le relâchement de la tension dans le bas du dos et les hanches tout en vous balançant doucement.
8. Répétez 5 à 10 fois de chaque côté.

Modifications:

Si vous ressentez une gêne dans le bas du dos, placez un petit oreiller ou une serviette roulée sous vos genoux pour vous soutenir.

Si vous ressentez une douleur au genou, réduisez l'amplitude du mouvement ou effectuez l'exercice avec les jambes tendues.

Avantages:

Soulage les tensions et les raideurs du bas du dos et des hanches.

Améliore la mobilité et la flexibilité de la colonne vertébrale et du bassin.

Favorise la relaxation et réduit le stress.

Améliore la conscience du corps et la connexion à vos rythmes naturels.

Conscience de la respiration :

Respirez profondément et régulièrement tout au long de l'exercice.

Inspirez en ramenant vos genoux au centre. Expirez en les laissant tomber sur le côté.

Remarquez comment votre respiration guide le mouvement de balancier.

Pose somatique de l'enfant

La pose de l'enfant somatique est une pose profondément reposante et réparatrice qui encourage un sentiment d'abandon et de libération. Ce doux repli vers l'avant étire le dos, les hanches et les épaules tout en calmant le système nerveux et en favorisant un sentiment de paix intérieure.

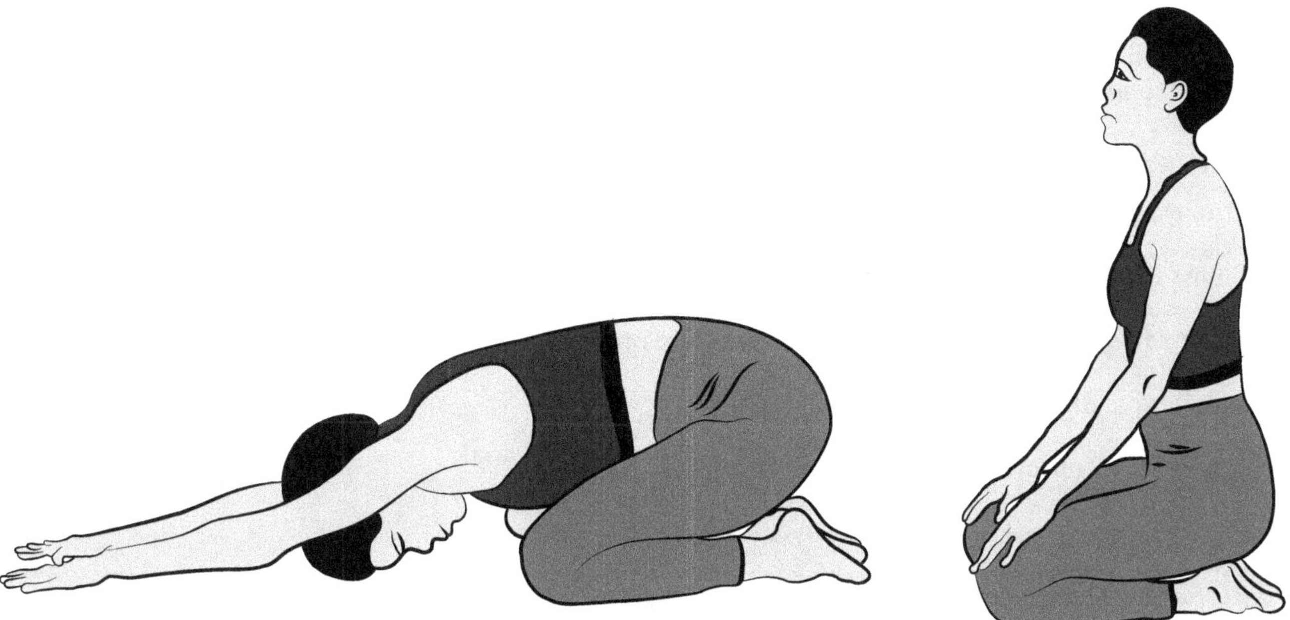

Instructions:

1. Commencez à quatre pattes. Placez vos mains à la largeur des épaules et vos genoux à la largeur des hanches.

2. Expirez et ramenez lentement vos hanches vers l'arrière pour vous appuyer sur vos talons, en laissant votre front reposer sur le tapis.

3. Tendez les bras vers l'avant, paumes vers le bas, ou ramenez les bras le long du corps, paumes vers le haut.

4. Libérez votre mâchoire, votre cou et vos épaules de tout stress.

5. Détendez votre abdomen. Laissez votre respiration s'écouler naturellement.

6. Maintenez la pose pendant 5 à 10 respirations, ou plus longtemps si vous vous sentez à l'aise, en vous abandonnant à l'étirement doux et en ressentant un sentiment d'enracinement et de libération.

7. Pour remonter, inspirez et ramenez lentement vos mains vers vos genoux, en redressant votre torse.

Modifications:

Si vous ressentez une gêne au niveau des genoux ou des chevilles, placez une couverture ou une serviette pliée sous vos genoux ou vos tibias pour vous soutenir.

Placez un bloc ou un oreiller sous le tapis pour vous soutenir si votre front n'atteint pas confortablement le tapis.

Si vous ressentez une tension au niveau des épaules, élargissez légèrement les genoux ou ramenez les bras le long du corps.

Avantages:

Étire en douceur le dos, les hanches et les épaules.

Calme le système nerveux et réduit le stress et l'anxiété.

Favorise la tranquillité intérieure et la relaxation profonde.

Améliore la digestion et la circulation.

Améliore la conscience du corps et de l'esprit.

Conscience de la respiration :

Respirez profondément et régulièrement pendant toute la durée de la pose.

Laissez vos expirations approfondir l'étirement et relâcher toute tension.

Remarquez comment votre respiration crée un sentiment d'espace et d'aisance dans votre corps.

Flexion et extension du cou

La flexion et l'extension du cou sont des mouvements doux et contrôlés qui favorisent la mobilité et libèrent les tensions dans le cou et le haut du dos. Cet exercice simple encourage la prise de conscience de la colonne cervicale, ce qui favorise un sentiment d'aisance et de liberté dans la tête et le cou.

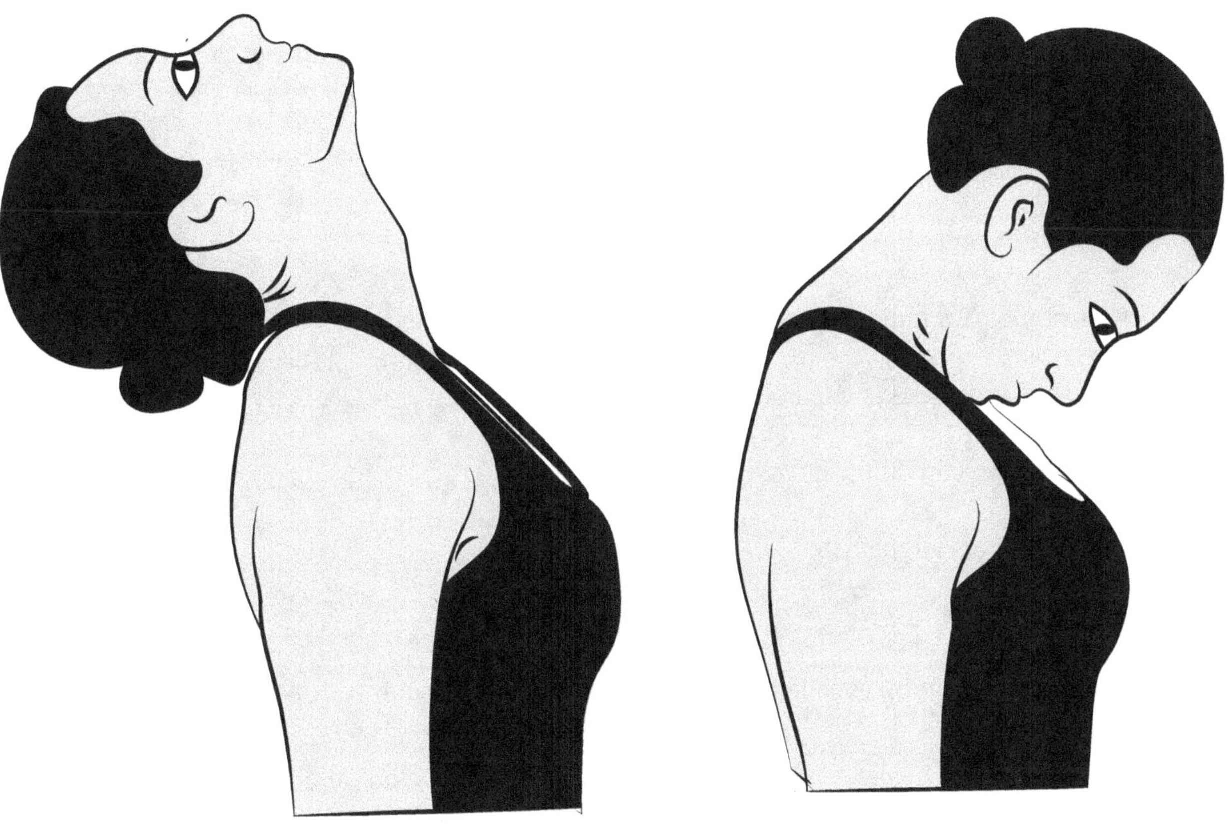

Instructions:

Asseyez-vous ou tenez-vous debout dans une position agréable, la colonne vertébrale droite et les épaules relâchées. En respirant profondément, levez les épaules vers les oreilles.

Inspirez et inclinez lentement votre tête vers l'arrière, en regardant vers le plafond. Évitez de forcer sur votre cou.

Expirez et abaissez doucement votre menton vers votre poitrine, en sentant un étirement dans la nuque.

Continuez ce mouvement lent et contrôlé, en inspirant lorsque vous penchez la tête en arrière et en expirant lorsque vous abaissez le menton.

Concentrez-vous sur les sensations subtiles des muscles de votre cou et sur l'articulation de votre colonne cervicale.

Répétez 5 à 10 fois, en bougeant doucement et en étant conscient.

Modifications:

Si vous ressentez une douleur ou une gêne au niveau du cou, réduisez l'amplitude du mouvement ou évitez de basculer complètement la tête en arrière.

Vous pouvez également effectuer cet exercice en vous allongeant sur le dos et en plaçant un petit oreiller sous votre tête pour vous soutenir.

Avantages:

Améliore la mobilité et la flexibilité du cou.

Libère les tensions et les raideurs dans les muscles du cou et du haut du dos.

Améliore la circulation dans la tête et le cou.

Favorise la relaxation et réduit le stress.

Améliore la posture et l'alignement.

Conscience de la respiration :

Coordonnez votre respiration avec le mouvement, en inspirant lorsque vous penchez la tête en arrière et en expirant lorsque vous abaissez le menton.

Observez comment votre respiration facilite la fluidité du mouvement et favorise la relaxation.

CHAPITRE 4 : PRENDRE CONSCIENCE DE L'IMPORTANCE DE L'ÉCOULEMENT EN DOUCEUR

Des mouvements fluides pour améliorer la conscience

du corps et la coordination

Dans ce chapitre, nous allons explorer une série de mouvements doux et fluides conçus pour approfondir votre connexion avec votre corps et cultiver un sens de la fluidité et de la grâce. Ces séquences vous aideront à développer votre coordination, à affiner votre **proprioception** (le sens de l'emplacement de votre corps dans l'espace) et à améliorer votre conscience corporelle globale.

En parcourant ces séquences fluides, n'oubliez pas de donner la priorité à la conscience attentive plutôt qu'à l'obtention d'une forme extérieure spécifique. Laissez votre respiration guider vos mouvements, en leur permettant de se dérouler organiquement et sans effort. Embrassez la fluidité et le rythme de chaque séquence et remarquez comment elle cultive un sentiment d'harmonie dans votre corps et votre esprit.

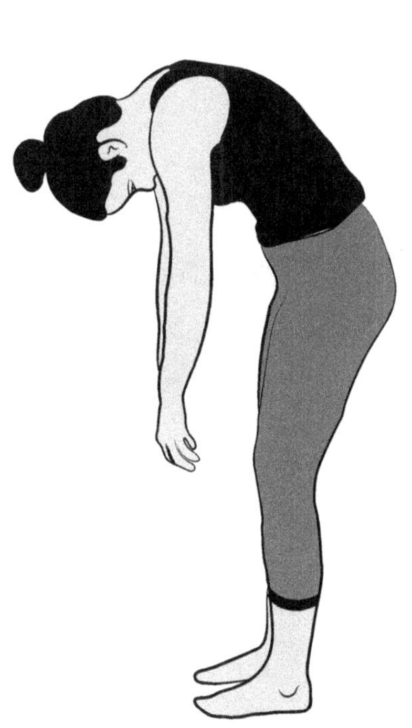
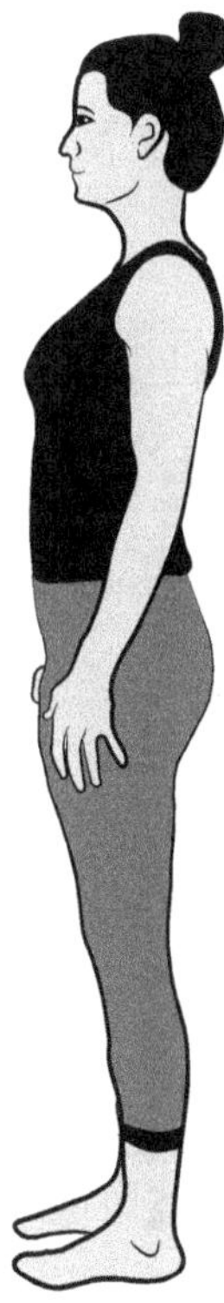

Guerrier somatique I Flow

Le Somatic Warrior I Flow est une séquence dynamique qui combine la force et la stabilité du Warrior I avec la fluidité et l'attention du Somatic Yoga. Ce mouvement fluide encourage une connexion profonde avec votre respiration et votre cœur, favorisant un sentiment d'enracinement et d'autonomisation.

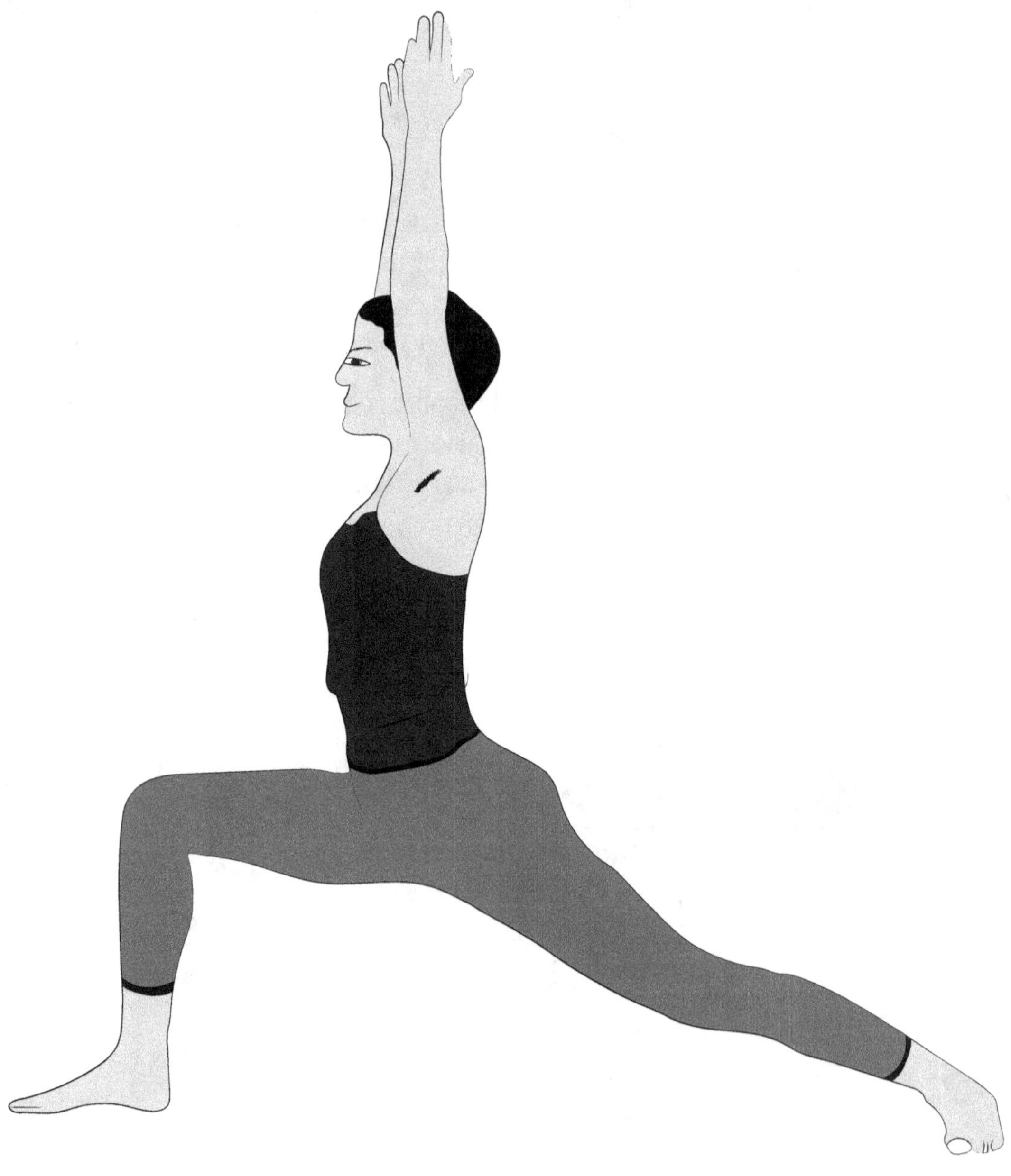

Instructions:

1. Commencez en position debout, les bras le long du corps et les pieds écartés de la largeur des hanches.

2. Inspirez et reculez votre pied droit d'environ un mètre, en tournant votre pied droit de 90 degrés vers la droite et votre pied gauche légèrement vers l'intérieur.

3. Expirez et pliez votre genou droit jusqu'à ce qu'il soit directement au-dessus de votre cheville droite, en gardant votre jambe gauche droite et votre talon arrière au sol.

4. Inspirez et levez les bras au-dessus de la tête, en les tendant vers le ciel. Regardez vers l'avant ou légèrement vers le haut.

5. Expirez et redressez lentement votre jambe droite, en revenant à la position debout, les pieds écartés de la largeur des hanches.

6. Inspirez et préparez-vous à passer de l'autre côté.

7. Répétez le processus de l'autre côté en reculant avec votre pied gauche.

8. Passez d'un Guerrier I à l'autre, de chaque côté, en synchronisant votre respiration avec les mouvements.

9. Concentrez-vous sur le maintien de l'engagement des muscles du tronc et sur des transitions fluides.

10. Répétez 5 à 10 fois de chaque côté, ou aussi longtemps que vous vous sentez à l'aise.

Modifications:

Si vous ressentez une gêne au niveau des genoux, réduisez la profondeur de votre fente ou placez une couverture sous votre genou arrière pour vous soutenir.

Si vous ressentez une tension dans les épaules, gardez les bras parallèles au sol ou entrelacez vos doigts derrière votre dos et levez doucement les bras.

Avantages:

Renforce les jambes, les chevilles et les muscles du tronc.

Améliore l'équilibre et la stabilité.

Étire les hanches, l'aine et la poitrine.

Améliore l'attention et la concentration.

Cultive un sentiment d'enracinement et d'autonomie.

Conscience de la respiration :

Inspirez en revenant au Guerrier I et en levant les bras.

Expirez en redressant la jambe et en revenant à la position de départ.

Remarquez comment votre respiration initie chaque mouvement, créant un sentiment de fluidité et de puissance.

Cercles de bras

Les ronds de bras sont un exercice de yoga somatique simple mais revigorant qui favorise la mobilité et la circulation dans les épaules et le haut du dos. Ce mouvement fluide encourage un sentiment d'ouverture et de libération, tout en réchauffant doucement les muscles et les articulations.

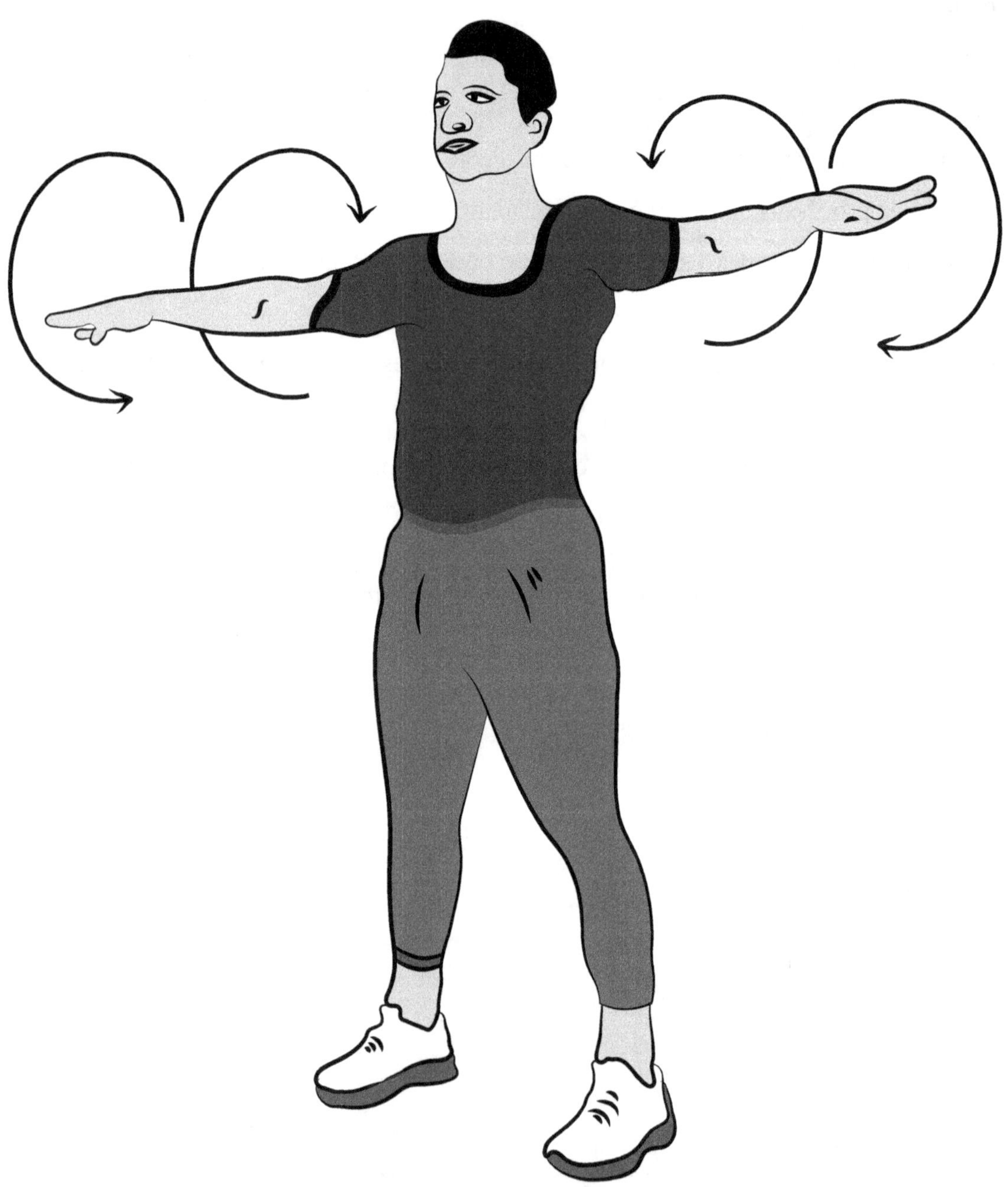

Instructions:

1. Tenez-vous debout, les pieds écartés de la largeur des hanches et les bras le long du corps en position détendue.

2. Inspirez et commencez lentement à tourner les bras vers l'avant, en faisant d'abord de petits cercles.

3. Augmentez progressivement la taille des cercles au fur et à mesure que vos épaules s'échauffent.

4. Gardez votre colonne vertébrale droite. Engagez votre tronc.

5. Concentrez-vous sur la fluidité et la continuité du mouvement.

6. Inversez la direction et tournez les bras vers l'arrière après 5 à 10 répétitions.

7. Répétez les cercles vers l'arrière pendant 5 à 10 fois.

Modifications:

Si vous ressentez une douleur ou une gêne au niveau des épaules, réduisez la taille des cercles ou effectuez l'exercice avec les bras le long du corps.

Vous pouvez également effectuer cet exercice assis sur une chaise, les pieds à plat sur le sol.

Avantages:

Améliore la mobilité et l'amplitude des mouvements des épaules et du haut du dos.

Libère les muscles de leurs tensions et de leurs raideurs.

Améliore la circulation dans la partie supérieure du corps.

Favorise la relaxation et réduit le stress.

Réchauffe le corps pour qu'il puisse continuer à bouger.

Conscience de la respiration :

Coordonnez votre respiration avec le mouvement, en inspirant lorsque vous tournez les bras vers l'avant et en expirant lorsque vous les tournez vers l'arrière.

Remarquez comment votre respiration soutient la fluidité et le rythme du mouvement.

Étirement latéral debout

L'étirement latéral debout est une posture de yoga somatique douce et rajeunissante qui allonge tout le côté du corps, du bout des doigts jusqu'aux orteils. Cette posture favorise la flexibilité de la colonne vertébrale, des muscles intercostaux (entre les côtes) et des épaules, tout en encourageant un sentiment d'espace et de libération.

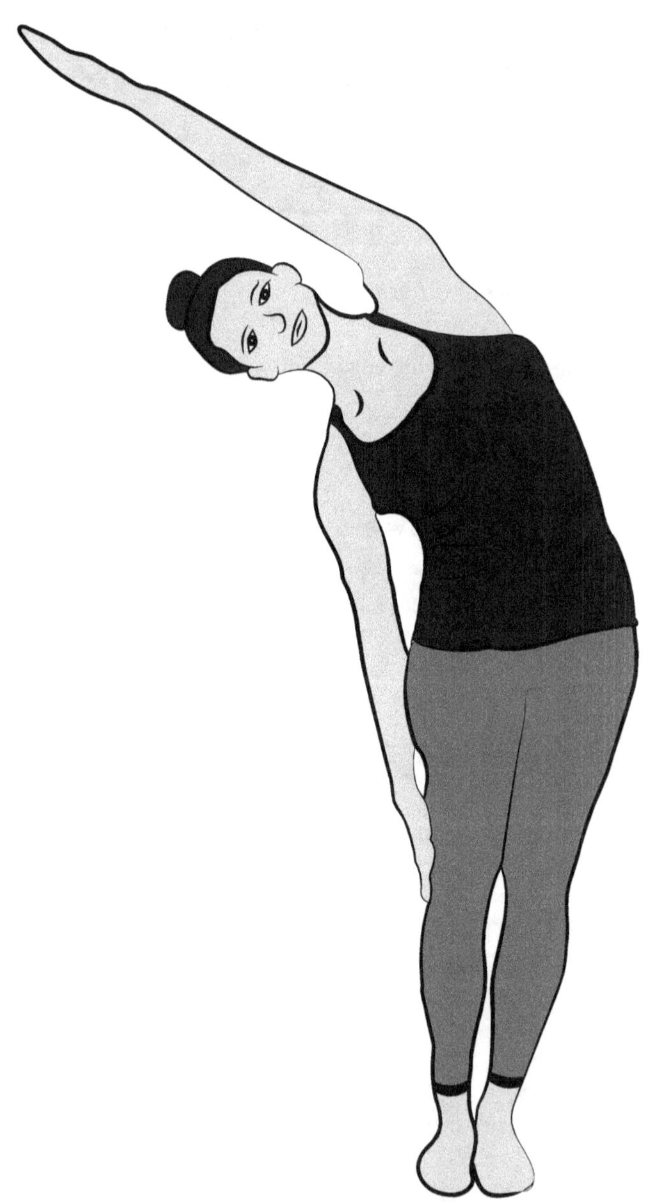

Instructions:

1. Tenez-vous debout, les pieds écartés de la largeur des hanches et les bras le long du corps en position détendue.

2. Inspirez profondément, tendez les bras au-dessus de la tête et entrelacez les doigts, paumes tournées vers le haut.

3. Expirez et levez les bras vers le haut en inclinant légèrement le corps vers la gauche.

4. Sentez un étirement le long du côté gauche du corps, de la taille à l'aisselle.

5. Maintenez la position pendant 5 à 10 respirations, ou plus longtemps si vous êtes à l'aise, en vous concentrant sur l'allongement de votre colonne vertébrale et le relâchement de toute tension dans les parties latérales de votre corps.

6. Inspirez et revenez lentement au centre, en tendant les bras vers le haut.

7. Répétez l'opération de l'autre côté, en penchant le torse vers la droite.

Modifications:

Si vous ressentez une gêne au niveau des épaules, relâchez les doigts entrelacés et tendez les bras au-dessus de la tête, les paumes tournées l'une vers l'autre.

Si vous avez des problèmes d'équilibre, placez vos pieds un peu plus loin l'un de l'autre pour plus de stabilité.

Avantages:

Etire les muscles intercostaux, les obliques et les épaules.

Améliore la mobilité et la flexibilité de la colonne vertébrale.

Améliore la capacité respiratoire.

Favorise un sentiment d'espace et de libération.

Réduit le stress et la tension.

Conscience de la respiration :

Respirez profondément et régulièrement pendant toute la durée de la pose.

Inspirez pour créer de l'espace sur le côté du corps et expirez pour approfondir l'étirement.

Remarquez comment votre respiration élargit votre cage thoracique et crée un sentiment d'ouverture.

Roulage somatique de la colonne vertébrale

L'enroulement somatique de la colonne vertébrale est un mouvement doux et fluide qui favorise l'articulation et la mobilité de l'ensemble de la colonne vertébrale. Cet exercice encourage une connexion profonde avec votre respiration et votre cœur, favorisant un sentiment de fluidité et de relâchement dans votre dos.

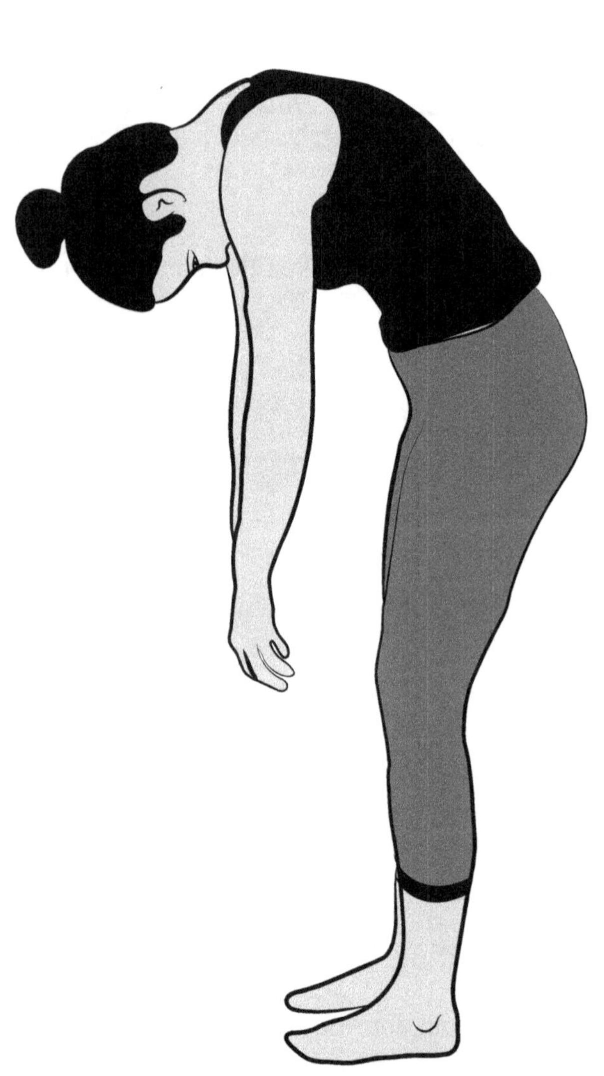
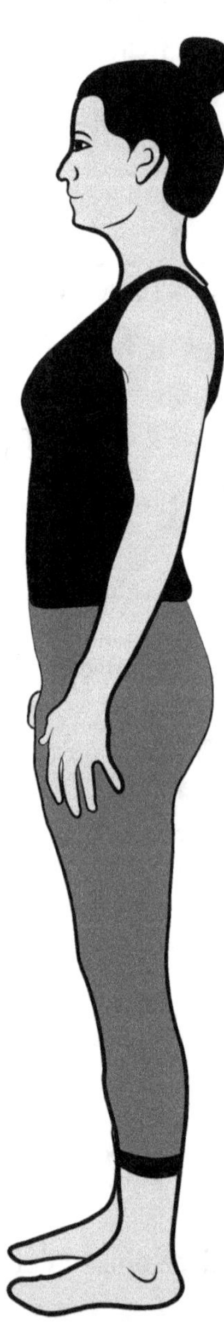

Instructions:

1. Tenez-vous debout, les pieds écartés de la largeur des hanches et les bras le long du corps, en position détendue.

2. Inspirez profondément en tendant les bras au-dessus de la tête et en allongeant la colonne vertébrale.
3. Expirez lentement, en rentrant le menton dans la poitrine et en commençant à rouler la colonne vertébrale vers le sol, une vertèbre à la fois.
4. Laissez votre tête et vos bras pendre lourdement, en relâchant toute tension dans votre cou et vos épaules.
5. Gardez les genoux légèrement fléchis si nécessaire pour éviter toute tension dans les ischio-jambiers.
6. Inspirez et commencez à remonter lentement votre colonne vertébrale, en commençant par le bas du dos et en remontant progressivement chaque vertèbre jusqu'à ce que vous atteigniez la position debout.
7. Répétez le mouvement, en passant sans heurt de la position enroulée à la position debout.
8. Concentrez-vous sur les sensations subtiles de votre colonne vertébrale et sur la fluidité du mouvement.
9. Répétez ce processus 5 à 10 fois ou aussi longtemps que vous vous sentez à l'aise.

Modifications:

Si vous ressentez une gêne dans le bas du dos, gardez une légère flexion des genoux pendant toute la durée de l'exercice.

Si vous ressentez des vertiges, faites une pause au bas de la roulade et prenez quelques respirations avant de remonter lentement.

Avantages:

Améliore la mobilité et la flexibilité de la colonne vertébrale.

Libère les tensions dans le dos, la nuque et les épaules.

Masse les organes abdominaux.

Améliore la circulation et le flux énergétique.

Favorise la relaxation et réduit le stress.

Conscience de la respiration :

Coordonnez votre respiration avec le mouvement, en expirant lorsque vous descendez et en inspirant lorsque vous remontez.

Remarquez comment votre respiration soutient la fluidité et le rythme de l'enroulement de la colonne vertébrale.

Torsion somatique assise

La torsion somatique assise est une posture douce mais revigorante qui favorise la mobilité et le relâchement de la colonne vertébrale, des épaules et des hanches. Ce mouvement de torsion encourage un sentiment de désintoxication et de renouvellement, tout en stimulant les organes abdominaux et en améliorant la digestion.

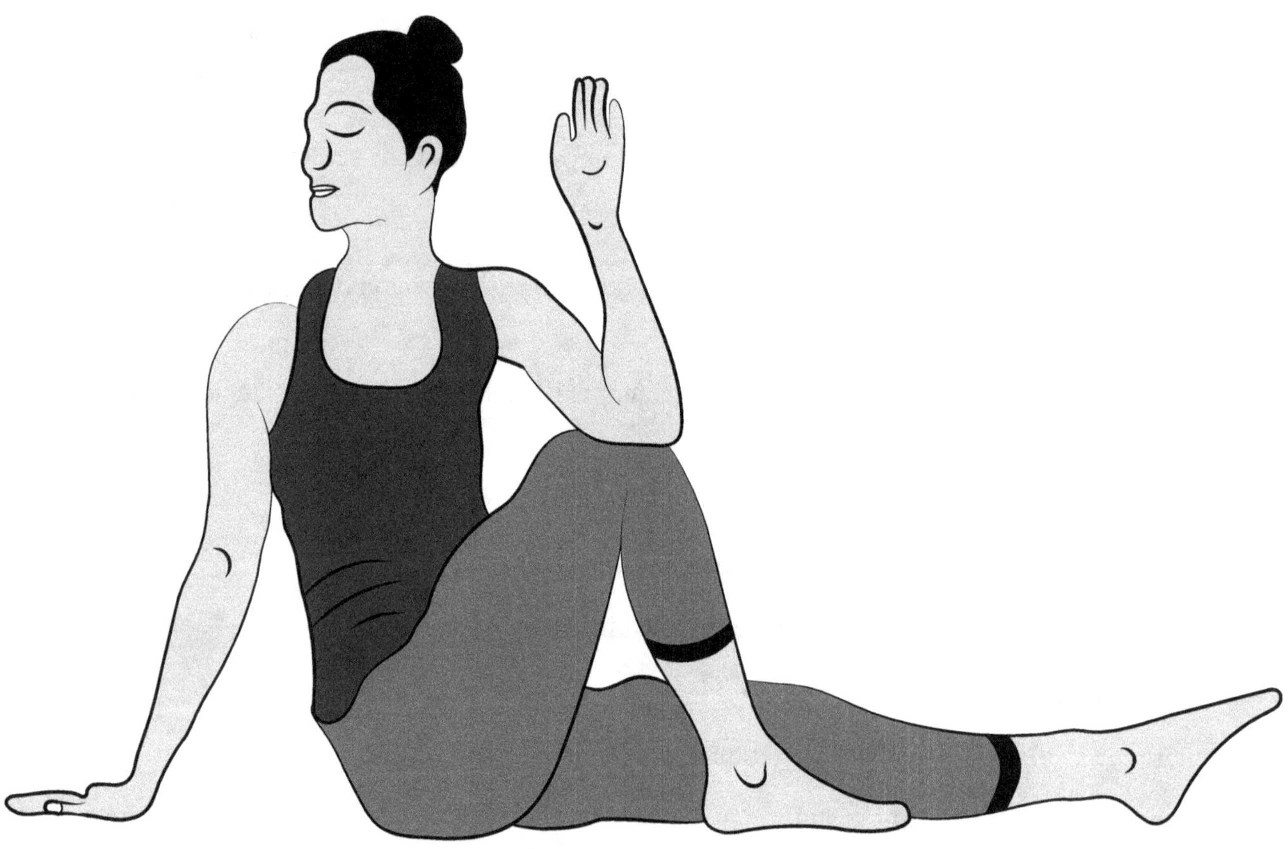

Instructions:

1. Asseyez-vous sur le sol, les jambes tendues devant vous.

2. Pliez le genou droit. Placez votre pied droit à plat sur le sol, à l'extérieur de votre cuisse gauche.

3. Inspirez et redressez votre colonne vertébrale. Levez les bras au-dessus de la tête.

4. Expirez et tournez votre torse vers la droite, en plaçant votre main gauche sur l'extérieur de votre genou droit et votre main droite sur le sol derrière vous.

5. Regardez doucement par-dessus votre épaule droite, en gardant votre cou neutre.

6. Maintenez la pose pendant 5 à 10 respirations, ou plus longtemps si vous vous sentez à l'aise, en ressentant une légère torsion de la colonne vertébrale et un étirement le long du côté gauche du corps.
7. Inspirez et relâchez lentement la torsion, en revenant au centre.
8. Répétez l'opération de l'autre côté, en pliant le genou gauche et en le tournant vers la gauche.

Modifications:

Si vous ressentez une gêne au niveau des genoux, asseyez-vous sur une couverture pliée ou un bloc pour surélever vos hanches.

Si vous souffrez de douleurs dorsales, réduisez l'intensité de la torsion ou évitez de la faire complètement.

Avantages:

Améliore la mobilité et la flexibilité de la colonne vertébrale.

Masse les organes abdominaux et stimule la digestion.

Soulage les tensions dans le dos, les épaules et les hanches.

Améliore la circulation et le flux énergétique.

Favorise la désintoxication et le renouvellement.

Conscience de la respiration :

Respirez profondément et régulièrement pendant toute la durée de la pose.

Inspirez pour créer de l'espace dans votre colonne vertébrale et expirez pour approfondir la torsion.

Remarquez comment votre respiration soutient la légère rotation de votre torse.

Débit d'expansion thoracique

Le Flux d'expansion thoracique est une séquence gracieuse et revigorante qui ouvre la poitrine, les épaules et le haut du dos. Ce mouvement fluide encourage un sentiment d'espace et de liberté dans le haut du corps, améliorant la capacité respiratoire et favorisant un sentiment de libération émotionnelle.

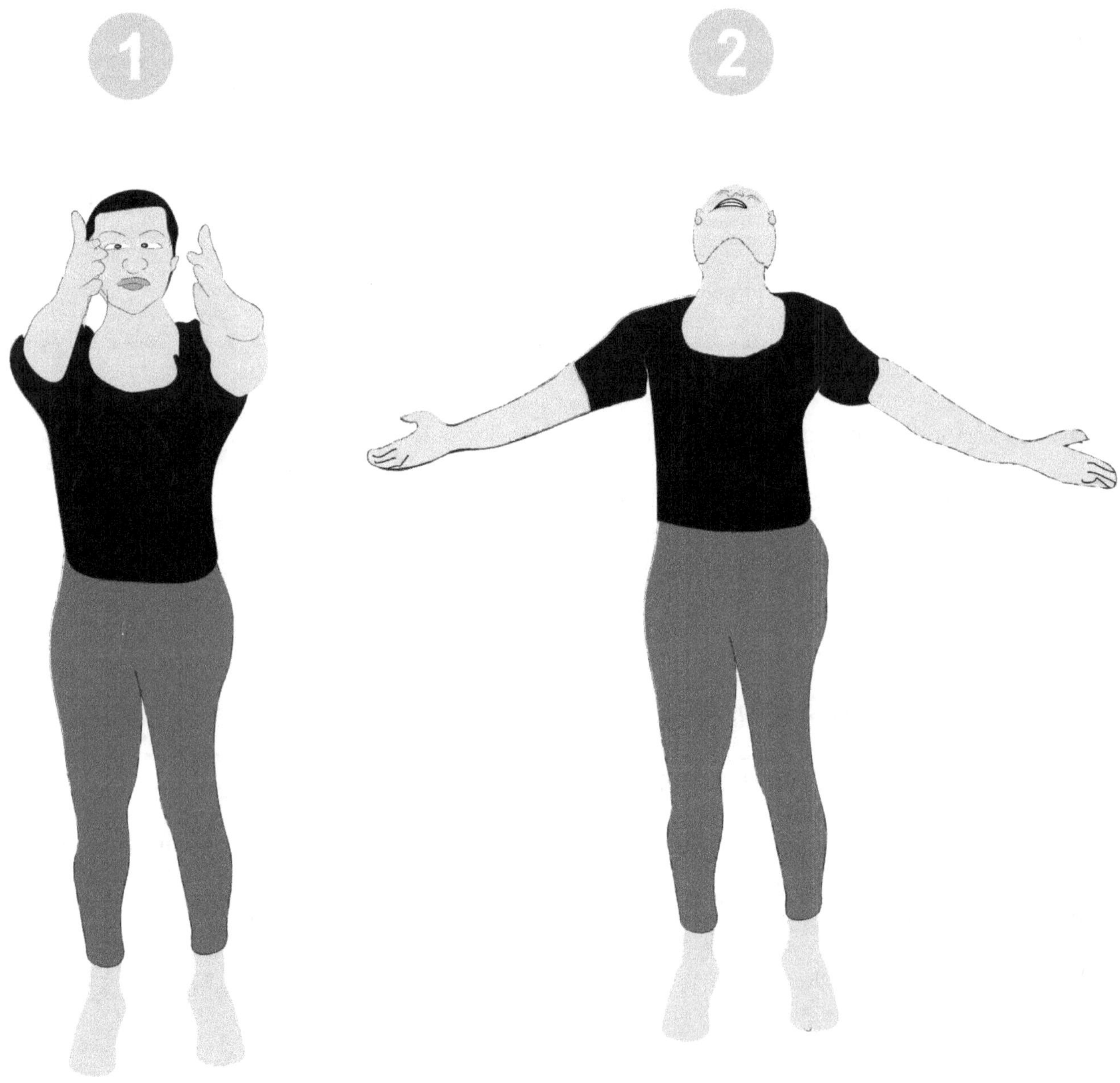

Instructions:

1. En partant d'une position debout confortable, placez vos pieds à la largeur des hanches et étirez vos orteils devant vous.

2. Respirez profondément et tendez les bras à la hauteur des épaules, les paumes tournées vers l'avant.

3. Une fois que vous avez relâché votre respiration, levez prudemment les bras devant vous, en croisant les bras droit et gauche et en joignant les mains.

4. Inspirez et levez les bras au-dessus de la tête en gardant les paumes des mains jointes.

5. Expirez et relâchez les bras sur les côtés.

6. Répétez la séquence, en croisant cette fois le bras gauche sur le bras droit.

7. Continuez à enchaîner ces deux mouvements, en synchronisant votre respiration avec les mouvements des bras.

8. Concentrez-vous sur l'expansion de votre poitrine et le relâchement de toute tension dans vos épaules et le haut de votre dos.

9. Répétez 5 à 10 fois de chaque côté, ou aussi longtemps que vous vous sentez à l'aise.

Modifications:

Si vous ressentez une gêne au niveau des épaules, gardez les bras légèrement pliés ou évitez de les tendre complètement vers le haut.

Vous pouvez également effectuer cet exercice en position assise.

Avantages:

Ouvre la poitrine, les épaules et le haut du dos.

Améliore la posture et l'alignement.

Améliore la capacité respiratoire et la fonction pulmonaire.

Favorise un sentiment d'espace et de liberté.

Réduit le stress et la tension.

Conscience de la respiration :

Inspirez profondément en ouvrant les bras et la poitrine.

Expirez en baissant les bras et en les croisant.

Remarquez comment votre respiration guide le flux du mouvement et crée un sentiment d'expansion et de relâchement.

Essuie-glaces somatiques

L'essuie-glace somatique est un mouvement de torsion doux qui favorise la mobilité et le relâchement de la colonne vertébrale, des hanches et du bas du dos. Cet exercice en position couchée favorise un profond sentiment de relaxation et d'enracinement, tout en stimulant les organes abdominaux et en améliorant la digestion.

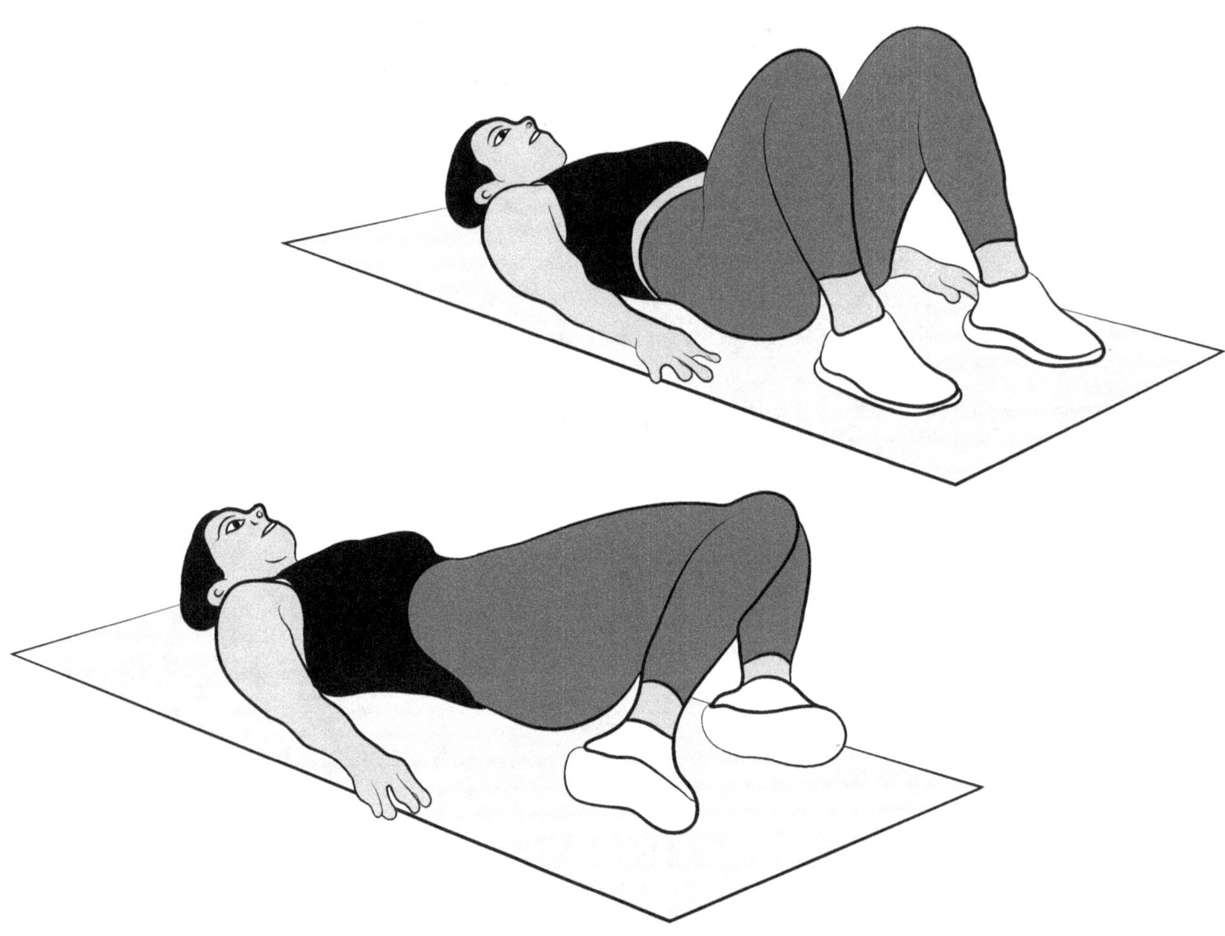

Instructions:

1. Allongez-vous sur le dos, les genoux pliés. Placez vos pieds à plat sur le sol, écartés de la largeur des hanches.

2. Tendez les bras sur les côtés au niveau des épaules, les paumes vers le haut.

3. Inspirez profondément et, en expirant, descendez doucement les deux genoux sur le côté, en gardant le haut du dos et les épaules appuyés sur le tapis.

4. Maintenez la position pendant quelques respirations, en ressentant une légère torsion de la colonne vertébrale et un étirement des hanches et du bas du dos.

5. Inspirez et ramenez lentement vos genoux vers le centre.

6. Expirez et descendez les genoux de l'autre côté, en maintenant la position pendant quelques respirations.

7. Continuez à balancer vos genoux d'un côté à l'autre, en suivant le rythme naturel de votre respiration.

8. Prêtez attention à l'action de torsion douce et à la tension des hanches et de la colonne vertébrale qui se relâche.

9. Répétez 5 à 10 fois de chaque côté.

Modifications:

Si vous ressentez une gêne dans le bas du dos, placez un petit oreiller ou une serviette roulée sous vos genoux pour vous soutenir.

En cas de douleurs cervicales, gardez la tête tournée vers le haut ou tournez-la doucement dans la direction opposée à celle de vos genoux.

Avantages:

Améliore la mobilité et la flexibilité de la colonne vertébrale.

Masse les organes abdominaux et stimule la digestion.

Soulage les tensions dans le bas du dos, les hanches et les épaules.

Favorise la relaxation et réduit le stress.

Améliore la conscience du corps et la connexion avec le cœur.

Conscience de la respiration :

Respirez profondément et régulièrement tout au long de l'exercice.

Inspirez en ramenant vos genoux au centre. Expirez en les laissant tomber sur le côté.

Remarquez comment votre respiration guide le mouvement de torsion doux et approfondit la relaxation.

Flux de Savasana somatique

Le Flux de Savasana somatique est une pratique de relaxation guidée qui vous invite à vous abandonner pleinement et à relâcher toute tension résiduelle dans votre corps et votre esprit. Ce flux doux encourage un profond sentiment de paix et de tranquillité, permettant à votre corps d'intégrer les bénéfices de votre pratique et à votre esprit de se calmer.

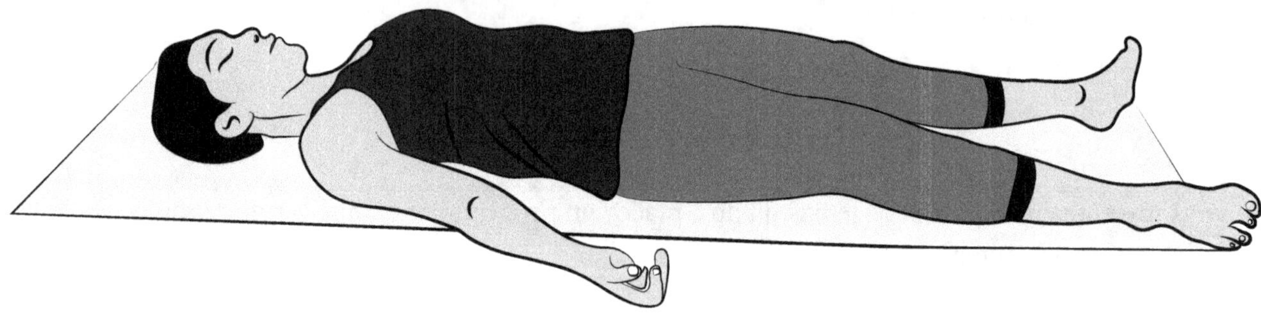

Instructions:

1. Allongez-vous sur le dos, les jambes tendues et les bras confortablement posés le long du corps, les paumes tournées vers le haut.

2. Fermez les yeux et prenez quelques respirations profondes, en laissant votre corps s'enfoncer dans le tapis.

3. Commencez à balayer systématiquement votre corps, en partant des orteils et en remontant vers la tête.

4. Remarquez les zones de tension ou de rétention et relâchez-les consciemment à chaque expiration.

5. Visualisez votre respiration circulant dans tout votre corps, assouplissant et détendant chaque muscle et articulation.

6. Laissez vos pensées dériver sans les juger, en les observant simplement au fur et à mesure qu'elles vont et viennent.

7. Restez dans cet état de relaxation profonde pendant 5 à 10 minutes, ou plus longtemps si vous vous sentez à l'aise.

8. Lorsque vous êtes prêt à émerger, commencez doucement à approfondir votre respiration et à remuer vos doigts et vos orteils.

9. Roulez lentement sur le côté et revenez en position assise, en prenant quelques instants pour intégrer votre expérience.

Modifications:

Si vous ressentez une gêne dans le bas du dos, placez un petit oreiller ou une serviette roulée sous vos genoux pour vous soutenir.

Si vous ressentez de la fraîcheur ou de l'inconfort, couvrez-vous avec une couverture pour vous réchauffer.

Vous pouvez également écouter une méditation guidée ou une musique apaisante pendant cette pratique.

Avantages:

Détend profondément le corps et l'esprit.

Réduit le stress, l'anxiété et la fatigue.

Améliore la qualité du sommeil.

Améliore la conscience de soi et l'attention.

Conscience de la respiration :

Concentrez-vous sur votre respiration comme point d'ancrage de votre conscience tout au long de la pratique.

Observez le flux naturel de votre respiration, sans essayer de le contrôler ou de le manipuler.

Laissez votre respiration vous guider plus profondément dans la relaxation et l'immobilité.

CHAPITRE 5 : LE YOGA SOMATIQUE POUR LA SOUPLESSE ET LA MOBILITÉ

Extension de l'amplitude des mouvements grâce à des poses douces

Dans ce chapitre, nous allons explorer des séries de postures de yoga somatique spécialement conçues pour améliorer votre souplesse et votre mobilité. Ces postures encouragent doucement vos articulations et vos muscles à étendre leur amplitude de mouvement, ce qui favorise un sentiment de souplesse et d'aisance dans tout le corps.

Le yoga somatique aborde la flexibilité avec une approche douce et consciente, contrairement aux étirements traditionnels, qui peuvent impliquer des positions forcées ou statiques. Grâce à des mouvements lents et délibérés et à une respiration consciente, ces postures vous invitent à explorer les limites naturelles de votre corps et à les repousser progressivement avec grâce et aisance.

Lorsque vous pratiquez ces postures, n'oubliez pas d'honorer les besoins et les limites propres à votre corps. Évitez toute douleur ou inconfort, et concentrez-vous sur le développement d'un sentiment d'espace et de liberté dans votre corps. En pratiquant régulièrement, vous découvrirez un nouveau sentiment de souplesse et de mobilité qui contribuera à votre bien-être général.

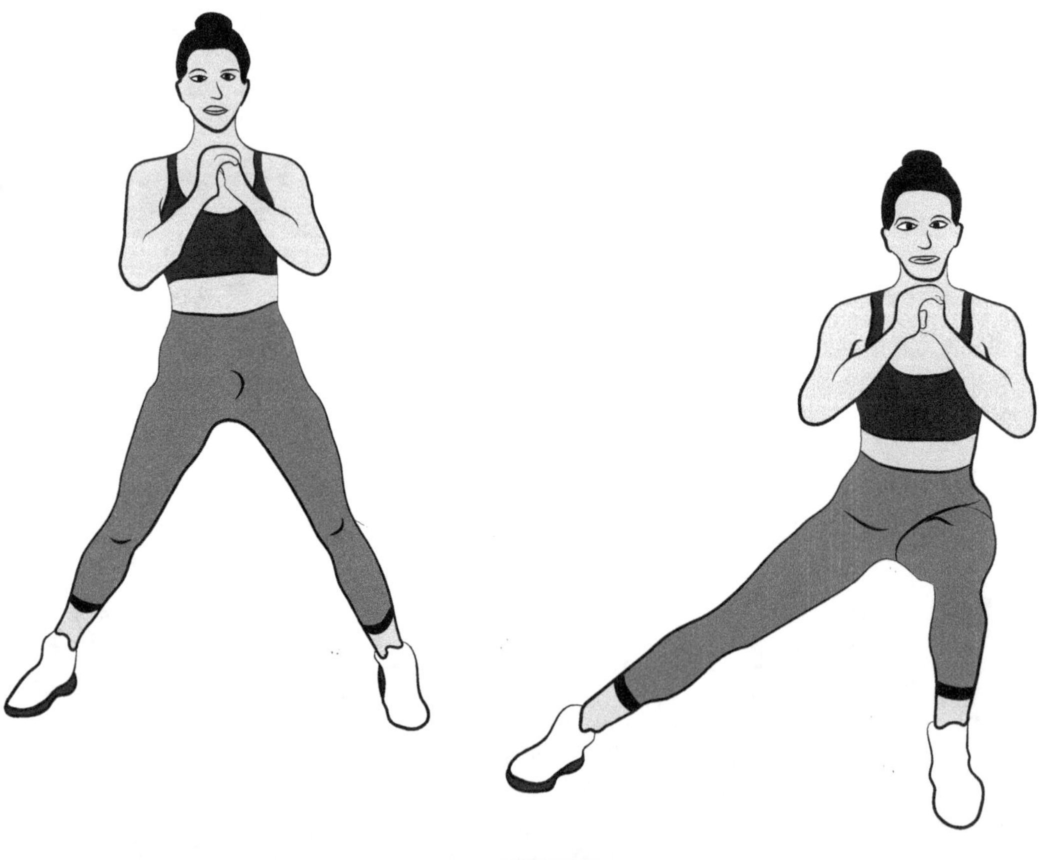

Fente somatique

La fente somatique est une position énergique mais bien ancrée qui améliore la souplesse et la force des hanches, des jambes et du tronc. Cette position favorise un fort sentiment de stabilité et d'équilibre tout en ouvrant doucement les fléchisseurs de la hanche et l'aine.

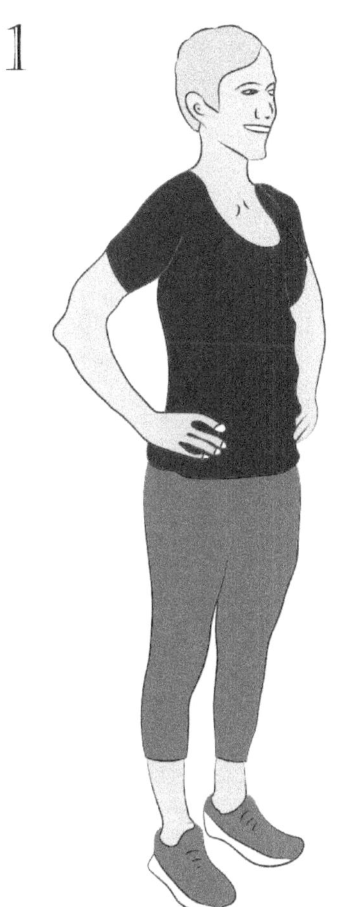

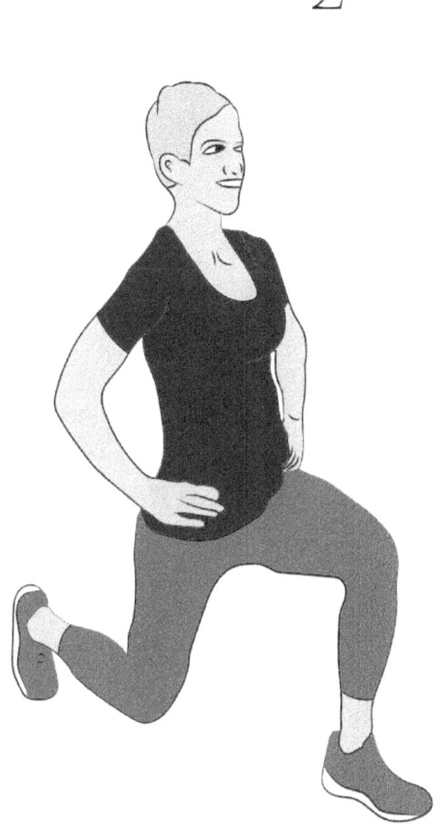

Instructions:

Tenez-vous debout, les pieds écartés de la largeur des hanches.

1. Avancez votre pied droit d'environ 3 à 4 pieds, en gardant votre genou aligné avec votre cheville.
2. Pliez le genou droit de manière à ce que votre cuisse soit parallèle au sol, tout en maintenant la jambe gauche tendue et le talon arrière levé.
3. Engagez vos muscles abdominaux et maintenez votre colonne vertébrale droite.

4. Levez les bras vers le haut, les paumes tournées l'une vers l'autre, ou placez vos mains sur votre cuisse avant pour vous soutenir.

5. Maintenez la position pendant 5 à 10 respirations, ou plus longtemps si vous le souhaitez, en vous concentrant sur les sensations d'extension et d'ouverture de vos hanches et de vos jambes.

6. Pour relâcher, inspirez et redressez doucement votre jambe avant, puis revenez à la position debout.

7. Répétez l'opération de l'autre côté, en avançant le pied gauche.

Modifications:

Si vous souffrez de douleurs au genou, réduisez la profondeur de votre fente ou placez une couverture sous votre genou arrière pour vous soutenir.

Si vous ressentez une tension dans le bas du dos, engagez vos muscles abdominaux et évitez de vous cambrer.

Avantages:

Renforce les jambes, les fessiers et les muscles abdominaux.

Améliore l'équilibre et la stabilité.

Étire les fléchisseurs de la hanche, l'aine et les quadriceps.

Améliore la souplesse des hanches et l'amplitude des mouvements.

Favorise un sentiment d'enracinement et de solidité.

Conscience de la respiration :

Respirez profondément et régulièrement pendant toute la durée de la position.

Inspirez pour élargir votre poitrine et vos hanches.

Expirez pour approfondir l'étirement et soulager la tension.

Prenez note de la façon dont votre respiration contribue à maintenir l'équilibre et la force de votre corps.

Fente latérale somatique.

La fente latérale somatique est une position élégante et large qui fait travailler l'intérieur des cuisses, l'aine et les ischio-jambiers. Cette position crée une profonde sensation d'ouverture et de relâchement des hanches et des jambes, ce qui améliore la souplesse et l'équilibre.

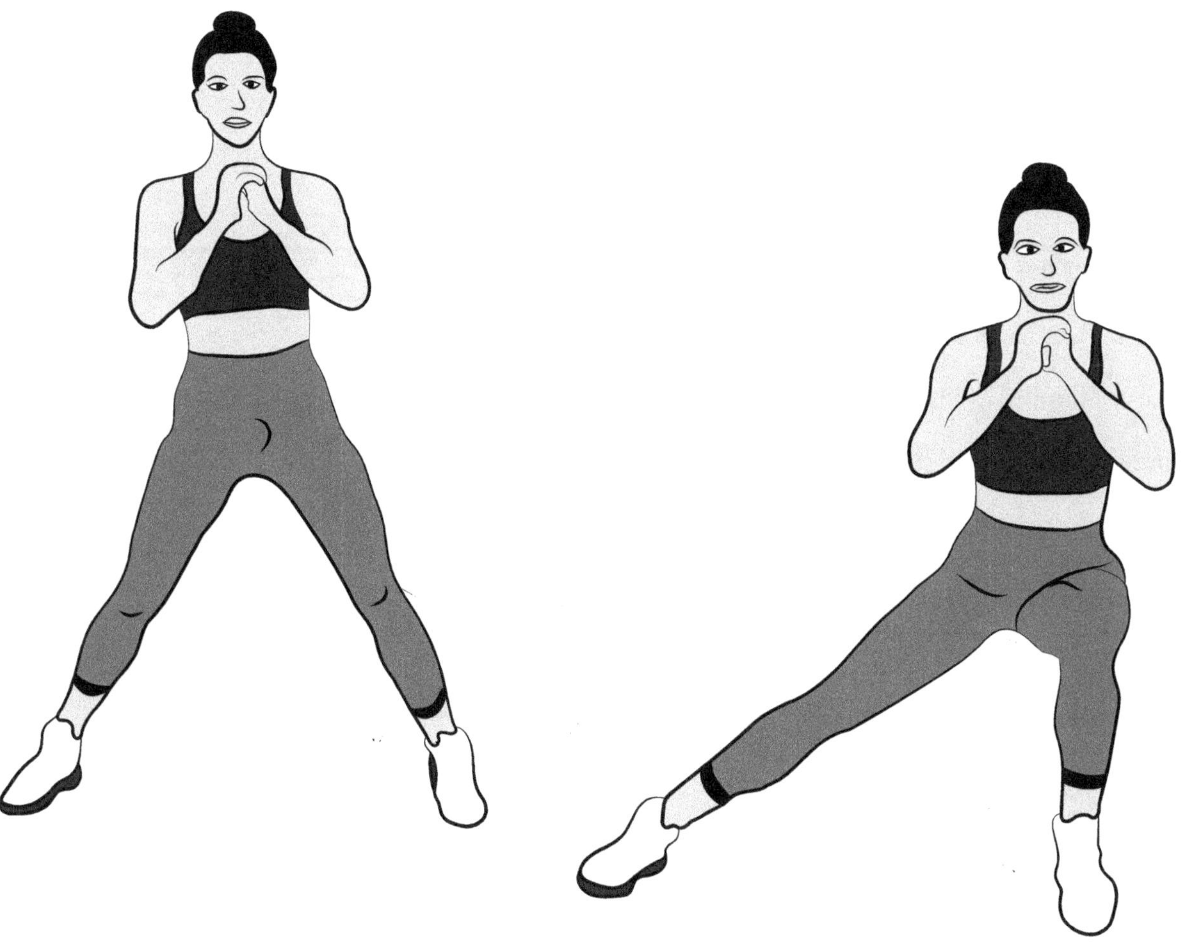

Instructions:

1. Tenez-vous debout, les pieds écartés de 3 à 4 pieds.
2. Tournez votre pied droit de 90 degrés vers l'extérieur et votre pied gauche légèrement vers l'intérieur.
3. Inspirez, puis pliez le genou droit tout en maintenant la jambe gauche tendue et le talon arrière planté.
4. Tendez les bras sur les côtés au niveau des épaules, ou amenez vos mains sur vos hanches pour les soutenir ou les placer en position de prière.
5. Maintenez une posture droite et engagez votre tronc.
6. Maintenez la posture pendant 5 à 10 respirations, ou plus longtemps si vous vous sentez à l'aise, jusqu'à ce que vous ressentiez un étirement à l'intérieur des cuisses et de l'aine.

7. Inspirez, puis redressez doucement votre jambe droite pour revenir à la position debout.

8. Répétez l'opération de l'autre côté, en pliant le genou gauche tout en maintenant la jambe droite tendue.

Modifications:

Si vous souffrez de douleurs au genou, réduisez la profondeur de votre fente ou placez une couverture sous votre genou plié pour vous soutenir.

Si vous ressentez une gêne au niveau de l'aine, élargissez votre position ou déplacez votre pied arrière légèrement vers l'extérieur.

Avantages:

Étire l'intérieur des cuisses, l'aine et les ischio-jambiers.

Améliore la souplesse des hanches et l'amplitude des mouvements.

Renforce les jambes et les chevilles.

Améliore l'équilibre et la stabilité.

Favorise les sentiments d'ouverture et de libération.

Conscience de la respiration :

Respirez profondément et régulièrement tout au long de la position.

Inspirez pour faire de la place au niveau des hanches et de l'aine.

Expirez pour approfondir l'étirement et soulager la tension.

Prenez note de la façon dont votre respiration favorise l'ouverture et l'enracinement de votre corps.

Cobra bas somatique

Le Cobra bas somatique est une flexion arrière douce qui vous permet de découvrir les sensations subtiles de votre colonne vertébrale et de votre poitrine. Cette position développe la souplesse de la colonne vertébrale et des épaules, ainsi que la force musculaire du dos et l'ouverture du cœur.

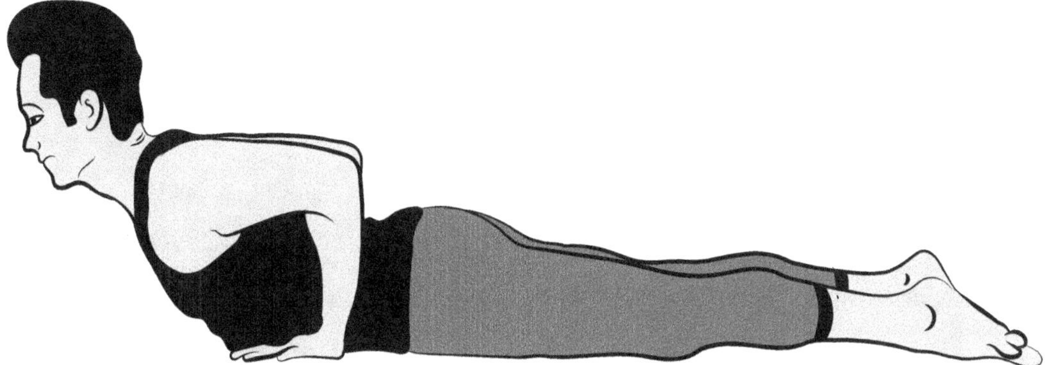

Instructions

1. Pour commencer, allongez-vous sur le ventre, les jambes tendues vers l'arrière et le dessus des pieds sur le tapis.

2. Placez vos mains sous vos épaules, les paumes tournées vers le bas.

3. Inspirez profondément et poussez doucement vos mains l'une contre l'autre, en soulevant votre poitrine du tapis.

4. Gardez vos hanches et vos cuisses contre le tapis pour solliciter vos muscles abdominaux.

5. Maintenez une position neutre du cou tout en regardant droit devant vous ou légèrement vers le haut.

6. Maintenez la posture pendant 5 à 10 respirations, ou plus longtemps si vous vous sentez à l'aise, jusqu'à ce que vous ressentiez un léger étirement dans le dos et la poitrine.

7. Expirez et à ce moment-là, redescendez doucement votre poitrine sur le tapis.

Modifications:

Si vous ressentez des douleurs dans le bas du dos, maintenez vos avant-bras sur le tapis et soulevez légèrement votre poitrine.

Si vous souffrez d'une gêne au niveau du cou, regardez droit devant vous et évitez de pencher la tête en arrière.

Avantages

Augmentation de la force musculaire du dos et de la flexibilité de la colonne vertébrale.

Améliore la posture en ouvrant la poitrine et les épaules.

Il stimule les organes gastro-intestinaux et facilite la digestion.

Améliore la conscience de la respiration et la capacité pulmonaire.

Conscience de la respiration :

Pour prendre conscience de votre respiration, inspirez profondément et soulevez votre poitrine pour sentir l'expansion de vos poumons et de votre cage thoracique.

En abaissant doucement la poitrine, relâchez la tension dans les épaules et le dos en expirant.

Réfléchissez à la manière dont votre respiration contribue à l'ouverture et au renforcement subtils de votre corps.

Étirement doux des ischio-jambiers

L'étirement doux des ischio-jambiers est une position simple et relaxante qui permet de relâcher les tensions dans les ischio-jambiers et les mollets. Cet étirement en position couchée augmente la souplesse de l'arrière des jambes tout en favorisant le calme et l'abandon.

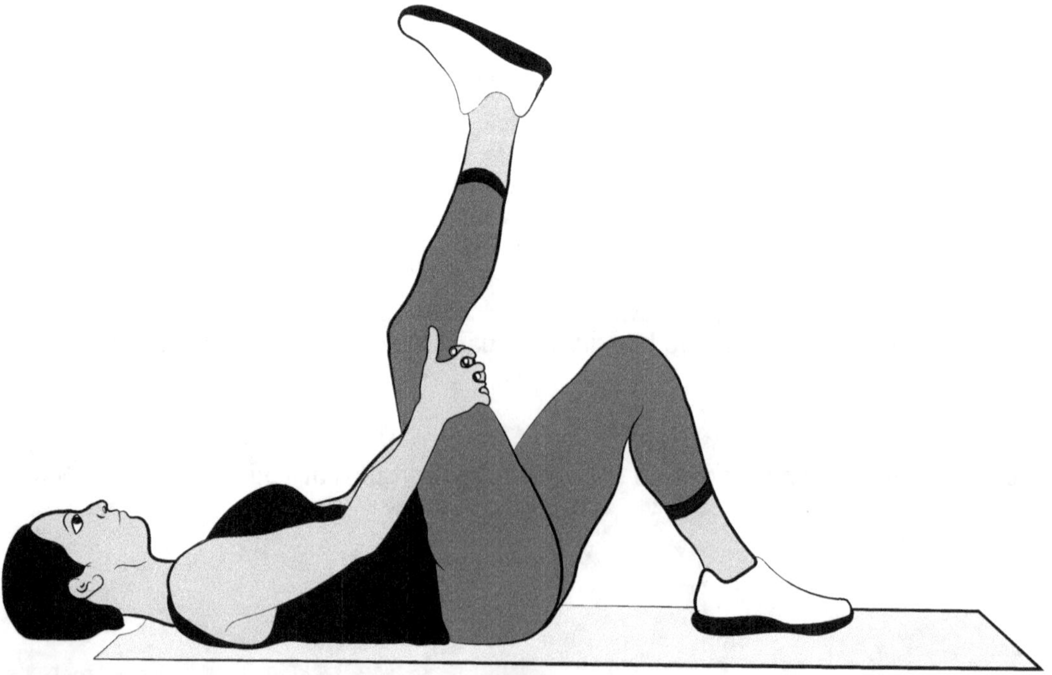

1. Allongez-vous sur le dos, les jambes tendues et les bras le long du corps.
2. Inspirez et élevez doucement votre jambe droite vers le plafond tout en maintenant votre jambe gauche tendue sur le tapis.
3. Tendez les mains vers le mollet ou l'ischio-jambier droit, ou enroulez une sangle autour de votre pied pour un soutien supplémentaire.
4. Ramenez doucement votre jambe droite vers votre poitrine, en ressentant un étirement dans le dos.
5. Gardez la jambe gauche tendue et le bas du dos appuyé sur le tapis.
6. Maintenez la posture pendant 5 à 10 respirations, ou plus longtemps si vous le souhaitez, en vous concentrant sur l'étirement de vos ischio-jambiers et le relâchement de toute tension.
7. Expirez, puis laissez doucement retomber votre jambe droite sur le sol.
8. Répétez l'opération de l'autre côté, en soulevant la jambe gauche.

Modifications:

Si vous avez les ischio-jambiers tendus, pliez légèrement le genou ou enroulez une sangle autour de votre pied pour vous soutenir.

Si vous souffrez de douleurs lombaires, gardez la jambe tendue légèrement pliée ou placez un petit coussin sous vos genoux.

Avantages

Étirement des ischio-jambiers, des mollets et du bas du dos.

Améliore la flexibilité et l'amplitude des mouvements des jambes.

Réduit la tension et l'œdème dans la région lombaire.

Favorise la relaxation et la réduction du stress.

Améliore la conscience du corps et de l'esprit.

Conscience de la respiration :

Respirez profondément et régulièrement tout au long de la position.

Inspirez pour créer de l'espace dans vos ischio-jambiers, puis expirez pour approfondir l'étirement.

Observez comment votre respiration aide à relâcher lentement la tension dans vos jambes.

Demi-lune somatique étirée

L'étirement somatique de la demi-lune est une position élégante et large qui augmente la flexibilité et l'ouverture de tout le côté du corps. Cet étirement debout allonge la colonne vertébrale, les muscles intercostaux et les épaules tout en donnant une sensation d'espace et de liberté.

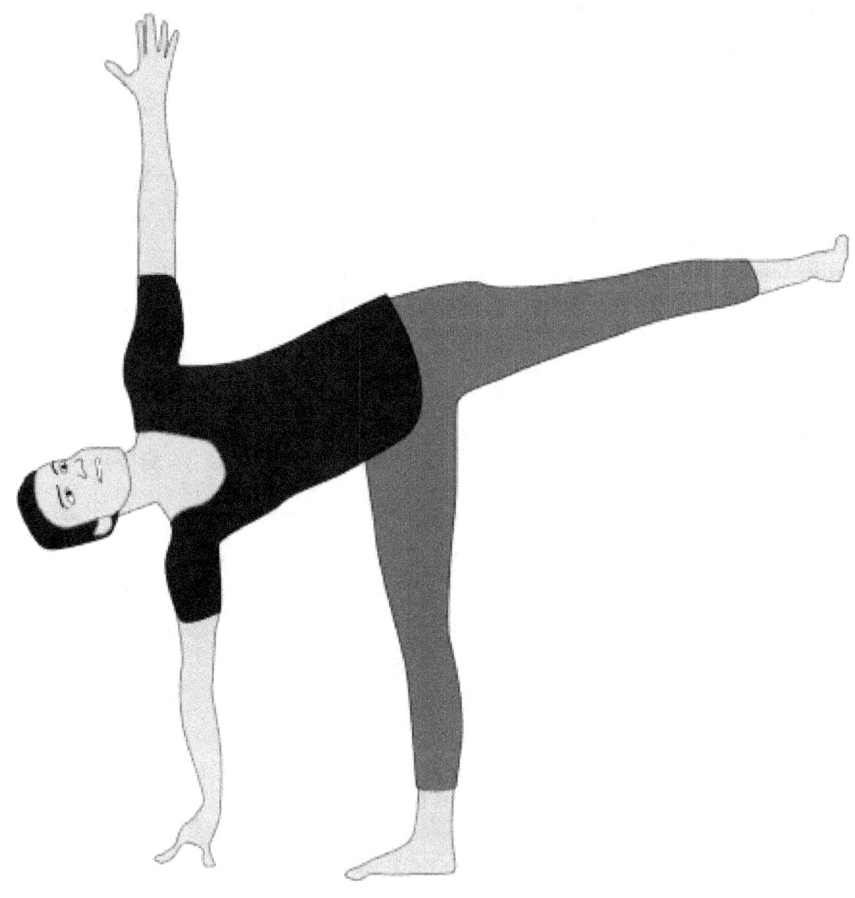

Instructions

1. Commencez en position debout, les bras le long du corps et les pieds écartés de la largeur des hanches.

2. Inspirez et levez le bras droit en l'air pour étirer la colonne vertébrale et créer de l'espace dans le côté droit du corps.

3. En expirant, penchez lentement votre corps vers la gauche et posez votre main gauche sur le sol ou sur un bloc de bois pour vous soutenir.

4. Gardez votre jambe droite droite et votre bras droit tendu vers le plafond, en visant le ciel.

5. Regardez doucement vers le haut en direction de votre main droite, en gardant votre cou neutre.

6. Maintenez la posture pendant 5 à 10 respirations, ou plus longtemps si vous vous sentez à l'aise, et sentez un étirement le long de votre corps droit, de vos doigts jusqu'à vos orteils.

7. Inspirez et revenez progressivement au centre, en relâchant la main gauche et en abaissant le bras droit.

8. Répétez l'opération de l'autre côté, en levant le bras gauche et en penchant le corps vers la droite.

Modifications:

Si vous avez mal à l'épaule, pliez légèrement le bras ou étendez-le en diagonale.

Si vous avez des problèmes d'équilibre, tenez-vous debout avec les pieds légèrement plus écartés pour plus de stabilité, ou posez votre main inférieure sur une chaise ou un mur pour vous soutenir.

Avantages

Etire les muscles intercostaux, les obliques, les épaules et la colonne vertébrale.

Améliore la mobilité et la flexibilité de la colonne vertébrale.

Améliore la capacité respiratoire.

Favorise une sensation d'espace et de détente.

réduit le stress et la tension.

Conscience de la respiration :

Respirez profondément et régulièrement pendant toute la durée de la position.

Inspirez pour créer de l'espace sur le côté du corps, puis expirez pour approfondir l'étirement.

Observez comment votre respiration élargit votre cage thoracique et génère une sensation d'ouverture.

Torsion somatique en position couchée

La torsion somatique couchée est une position paisible et réparatrice qui aide à bouger et à détendre la colonne vertébrale, les épaules et les hanches. Cet exercice de torsion favorise la purification et le rajeunissement tout en activant les organes abdominaux et en améliorant la digestion.

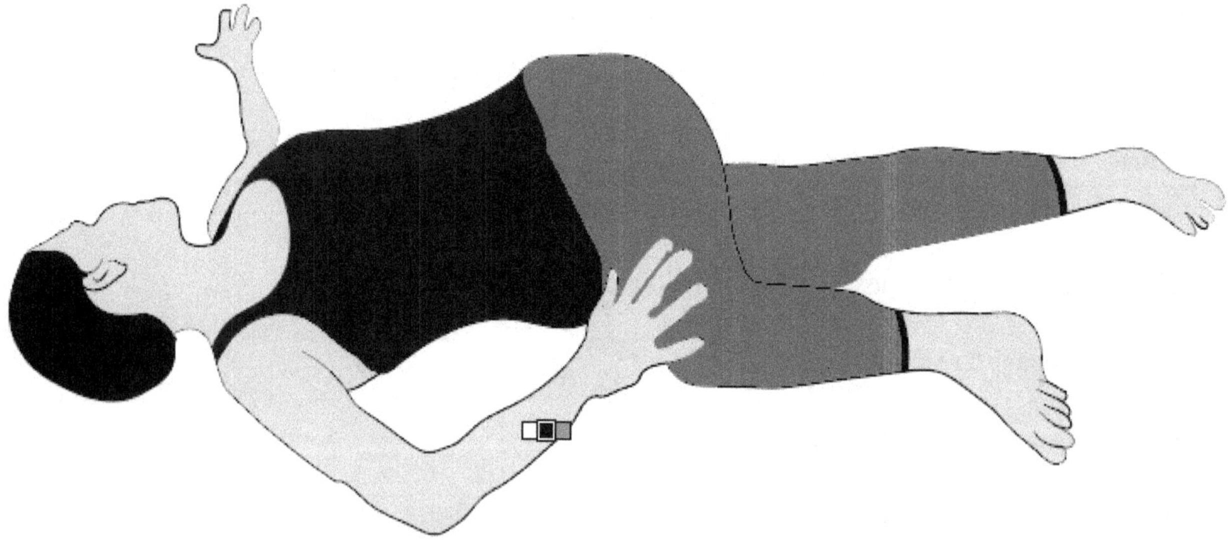

Instructions:

1. Allongez-vous sur le dos, les jambes pliées. Les pieds sont écartés de la largeur des hanches et posés à plat sur le sol.
2. Tendez les bras sur les côtés à hauteur des épaules, les paumes tournées vers le haut.
3. Inspirez profondément et, en expirant, laissez lentement tomber vos genoux d'un côté tout en maintenant le haut de votre dos et vos épaules fermes sur le tapis.
4. Placez votre tête dans la direction opposée à celle de vos genoux.
5. Maintenez la posture pendant 5 à 10 respirations, ou plus longtemps si vous vous sentez à l'aise, avec une légère torsion de la colonne vertébrale et un étirement des hanches et du bas du dos.

6. Inspirez et ramenez doucement vos genoux vers le centre, en gardant la tête dans une position neutre.

7. Expirez et laissez tomber vos genoux de l'autre côté, en tournant la tête dans l'autre sens.

8. Continuez à alterner les côtés, en suivant le rythme naturel de votre respiration.

9. Prêtez attention au délicat mouvement de torsion, ainsi qu'au relâchement de la tension des hanches et de la colonne vertébrale.

Modifications:

Si vous souffrez de douleurs lombaires, placez un petit coussin ou une serviette enroulée sous vos genoux pour vous soutenir.

Si vous ressentez une gêne au niveau du cou, gardez la tête haute et tournez-la progressivement dans la même direction que vos genoux.

Avantages:

Améliore la mobilité et la flexibilité de la colonne vertébrale.

Masse les organes abdominaux et favorise la digestion.

Réduit la tension dans le bas du dos, les hanches et les épaules.

Favorise la relaxation et diminue les tensions.

Améliore la conscience du corps et la connexion avec le cœur.

Conscience de la respiration :

Respirez profondément et régulièrement tout au long de la position.

Inspirez en ramenant vos genoux au centre. Expirez en les laissant tomber.

Observez la façon dont votre respiration dirige l'action de torsion progressive et renforce la relaxation.

Étirement des fléchisseurs de hanche à genoux

L'étirement des fléchisseurs de la hanche à genoux est une position douce mais efficace qui se concentre sur les fléchisseurs de la hanche, un groupe de muscles qui peuvent être tendus en raison d'une position assise prolongée ou de mouvements répétés. Cet étirement augmente la souplesse et la mobilité des hanches et du bassin, ce qui peut contribuer à soulager les douleurs lombaires et à améliorer la posture.

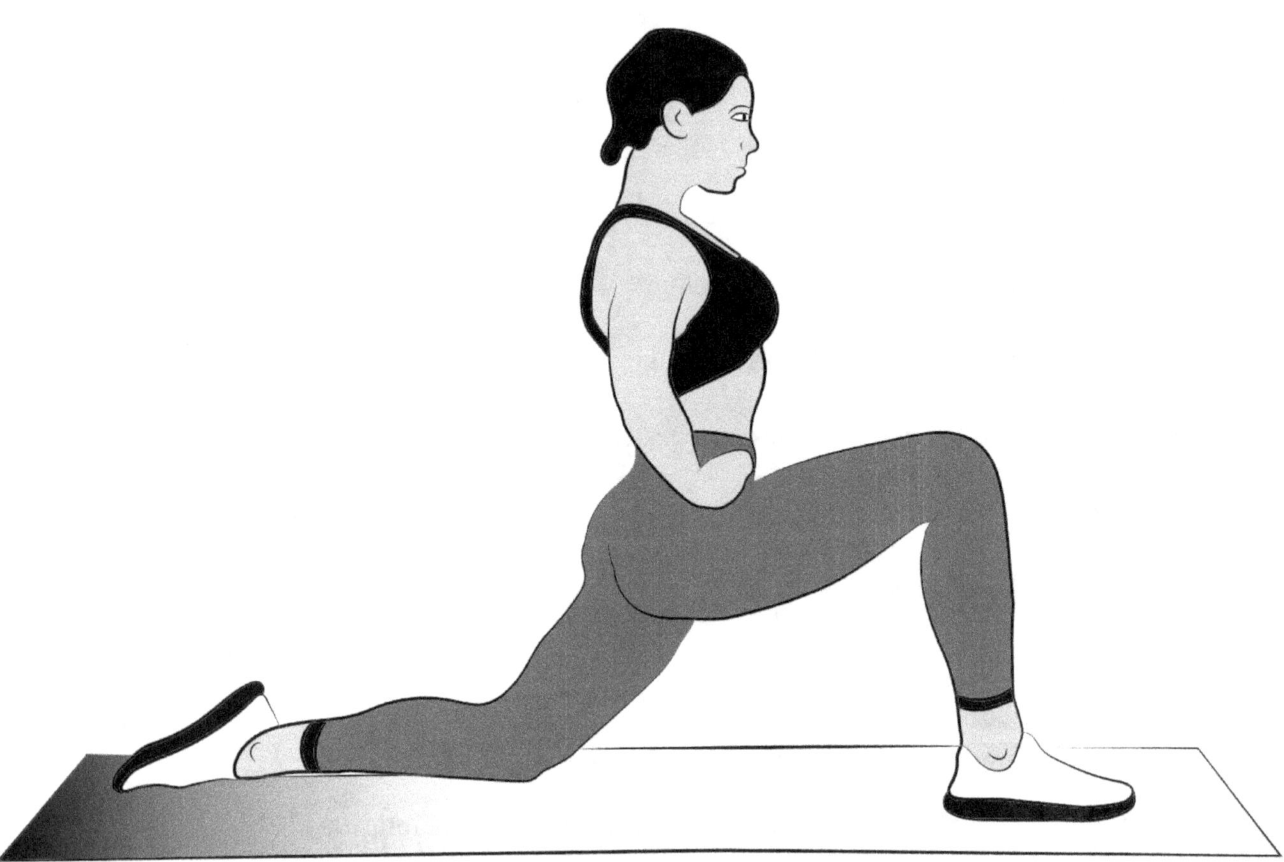

Instructions

1. Pour commencer, posez votre genou droit sur le sol et votre pied gauche à plat devant vous, en formant un angle de 90 degrés entre vos genoux.

2. Engagez vos muscles abdominaux et maintenez votre colonne vertébrale droite.

3. Poussez doucement vos hanches vers l'avant jusqu'à ce que vous sentiez un étirement sur l'avant de votre hanche et de votre cuisse droites.

4. Évitez de cambrer le dos ou de vous pencher trop en avant.

5. Maintenez la posture pendant 5 à 10 respirations, ou plus longtemps si vous le souhaitez, en vous concentrant sur l'étirement des muscles fléchisseurs de la hanche et le relâchement de toute tension.

6. Pour approfondir l'étirement, étendez votre bras droit au-dessus et tendez-le doucement vers la gauche.

7. Relâchez l'étirement et répétez l'opération de l'autre côté, en vous agenouillant sur le genou gauche et en étirant la jambe droite vers l'avant.

Modifications:

Utilisez une couverture ou une serviette pliée pour soutenir vos genoux lorsque vous vous agenouillez.

Si vous ressentez une douleur dans le bas du dos, réduisez l'intensité de l'étirement ou évitez de vous pencher trop en avant.

Avantages

Étire les muscles fléchisseurs de la hanche, les quadriceps et les muscles de l'aine.

Améliore la souplesse des hanches et l'amplitude des mouvements.

Réduit le stress et la raideur dans le bas du dos.

Améliore la posture et l'alignement.

Favorise l'ouverture et la libération des hanches.

Conscience de la respiration :

Respirez profondément et régulièrement pendant toute la durée de la position.

Inspirez pour créer de l'espace au niveau des hanches, puis expirez pour approfondir l'étirement.

Réfléchissez à la façon dont votre respiration contribue à l'étirement lent et au relâchement de la tension dans les muscles fléchisseurs de la hanche.

Étirement des mollets en position debout

L'étirement du mollet en position debout est une position basique mais efficace qui fait travailler les muscles du mollet et le tendon d'Achille. Cet étirement augmente la flexibilité et la mobilité de la partie inférieure des jambes, réduisant les tensions et améliorant la fonction générale du pied et de la cheville.

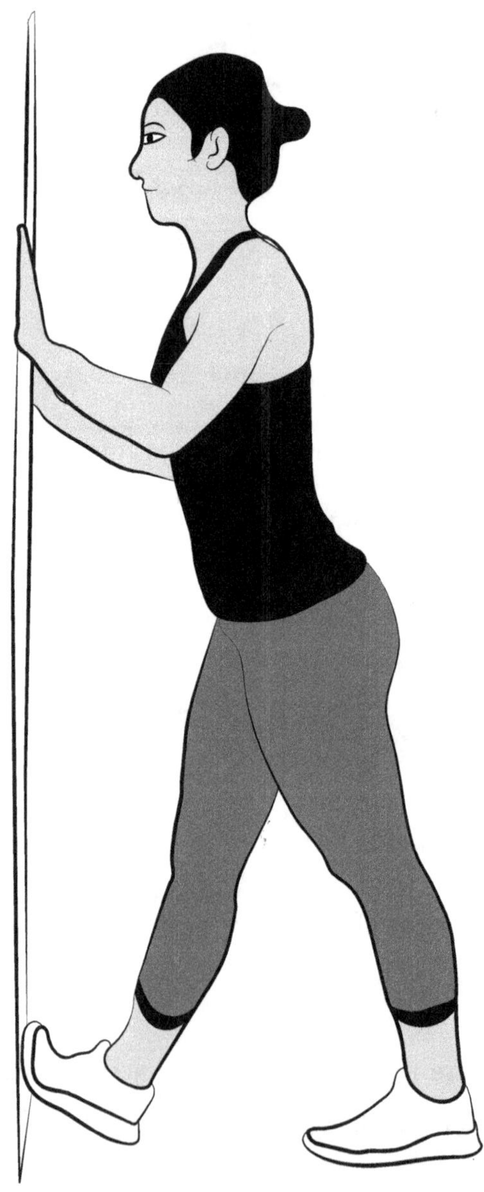

Instructions

1. Placez-vous face à un mur, les pieds écartés de la largeur des hanches.

2. Reculez votre pied droit d'environ 2 à 3 pieds, le talon arrière sur le sol et les orteils vers l'avant.

3. Pliez le genou gauche en vous appuyant sur le mur, tout en gardant la jambe droite droite.

4. Appuyez votre talon droit sur le sol, en ressentant la tension dans le muscle du mollet droit.

5. Gardez le dos droit et le cœur bien accroché.

6. Maintenez la posture pendant 5 à 10 respirations, ou plus longtemps si vous le souhaitez, en vous concentrant sur l'étirement des muscles de vos jambes et en relâchant toute tension.

7. Pour étirer davantage, pliez légèrement le genou droit.

8. Relâchez l'étirement et reculez avec votre pied gauche pour répéter l'exercice de l'autre côté.

Modifications:

Si vous éprouvez des difficultés avec votre genou arrière, réduisez la flexion ou placez une serviette roulée sous votre talon pour vous soutenir.

Si vous avez des problèmes d'équilibre, tenez-vous debout avec les mains contre le mur pour vous soutenir.

Avantages:

Étirement du mollet et du tendon d'Achille.

Améliore la flexibilité et l'amplitude des mouvements des chevilles et des pieds.

Réduit la tension musculaire et la rigidité de la partie inférieure des jambes.

Améliore la circulation dans les extrémités inférieures.

Favorise la relaxation et la réduction du stress.

Conscience de la respiration :

Respirez profondément et régulièrement pendant toute la durée de la position.

Inspirez pour créer de l'espace dans le muscle du mollet, puis expirez pour approfondir l'étirement.

Réfléchissez à la façon dont votre respiration contribue à l'étirement lent et au relâchement de la tension dans la partie inférieure de vos jambes.

CHAPITRE 6 : LE YOGA SOMATIQUE POUR RELÂCHER LES TENSIONS

Libérer les tensions chroniques et trouver l'apaisement

Dans ce chapitre, nous explorons une collection de postures de yoga somatique spécialement conçues pour identifier et relâcher les tensions chroniques dans des zones problématiques communes telles que le cou, les épaules et le bas du dos. Ces mouvements doux encouragent une prise de conscience consciente des zones où nous accumulons souvent du stress et des tensions, ce qui favorise un sentiment de détente et d'aisance dans tout le corps.

Contrairement au yoga traditionnel, qui peut être axé sur la réalisation de postures spécifiques ou sur la résistance à l'inconfort, le yoga somatique aborde le relâchement de la tension avec une approche douce et compatissante. Grâce à des mouvements lents et délibérés et à une respiration consciente, ces postures vous invitent à écouter les signaux de votre corps et à relâcher progressivement toute tension accumulée.

Lorsque vous pratiquez ces postures, n'oubliez pas de donner la priorité à la compassion envers vous-même et d'éviter toute douleur ou inconfort. Laissez votre corps vous guider et efforcez-vous de cultiver un sentiment de relâchement et d'aisance dans les zones où vous avez l'habitude de vous stresser. Avec une pratique régulière, vous découvrirez un nouveau sentiment de liberté et de fluidité dans votre corps et votre esprit.

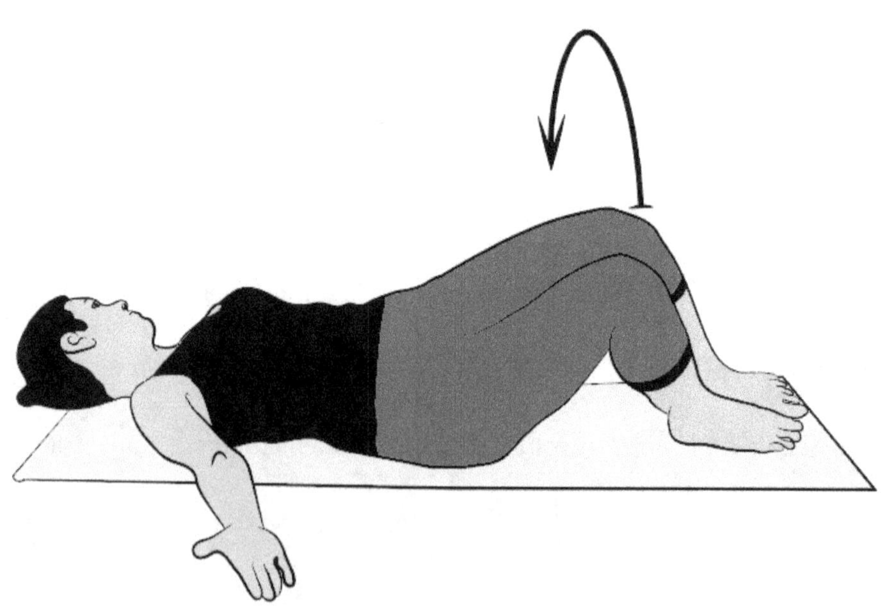

Hochement de tête somatique

Le hochement de tête somatique est un mouvement subtil mais puissant qui libère les tensions dans le cou et le haut du dos, favorisant un sentiment de détente et d'aisance au niveau de la tête et des épaules. Cet exercice doux encourage la prise de conscience de la colonne cervicale, favorisant une connexion plus profonde entre la tête, le cou et la respiration.

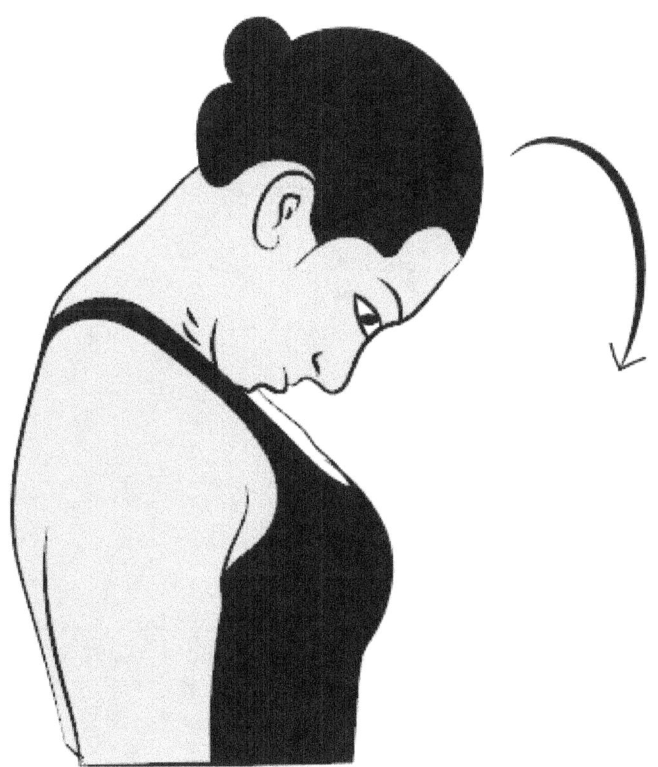

Instructions:

1. Asseyez-vous ou tenez-vous debout dans une position agréable, la colonne vertébrale droite et les épaules relâchées. En respirant profondément, levez les épaules vers les oreilles.

2. Inspirez profondément plusieurs fois, en laissant votre corps se détendre.

3. Hochez doucement la tête de haut en bas, comme pour dire **"oui".**

4. Faites des mouvements lents et contrôlés, en évitant les mouvements saccadés ou énergiques.

5. Concentrez-vous sur les sensations subtiles des muscles de votre cou et sur l'articulation de votre colonne cervicale.

6. En hochant la tête, imaginez que chaque mouvement libère les tensions et les crispations.

7. Répétez ce processus 5 à 10 fois ou aussi longtemps que vous vous sentez à l'aise.

Modifications:

Si vous ressentez une douleur ou une gêne au niveau du cou, réduisez l'amplitude du mouvement ou évitez de hocher complètement la tête.

Vous pouvez également effectuer cet exercice en vous allongeant sur le dos et en plaçant un petit oreiller sous votre tête pour vous soutenir.

Avantages:

Libère les tensions et les raideurs dans les muscles du cou et du haut du dos.

Améliore la mobilité et la flexibilité de la colonne cervicale.

Améliore la circulation dans la tête et le cou.

Favorise la relaxation et réduit le stress.

Améliore la posture et l'alignement.

Conscience de la respiration :

Coordonnez votre respiration avec le mouvement, en inspirant lorsque vous levez la tête et en expirant lorsque vous baissez le menton.

Observez comment votre respiration facilite la fluidité du mouvement et favorise la relaxation.

Flexion somatique assise vers l'avant

La flexion avant en position assise est une posture douce et introspective qui vous invite à relâcher les tensions dans la colonne vertébrale, les ischio-jambiers et les épaules. Cette variante assise offre un moyen soutenu et accessible d'expérimenter les bienfaits de la flexion avant, en favorisant un profond sentiment d'abandon et d'enracinement.

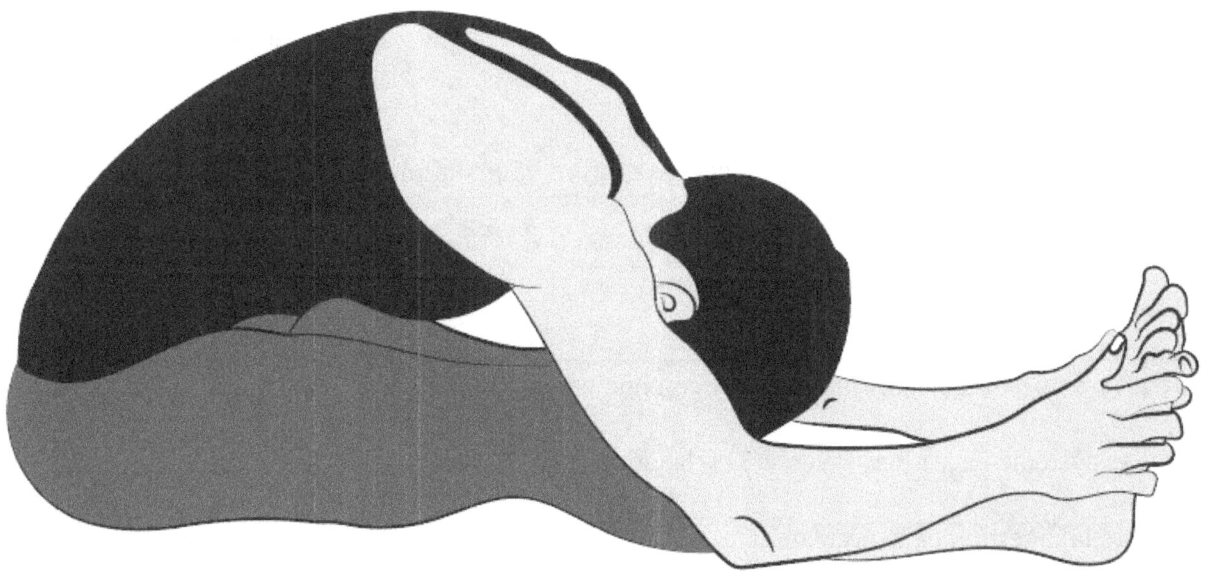

Instructions:

1. Asseyez-vous sur le sol, les jambes tendues devant vous, en gardant les pieds fléchis.

2. Placez une couverture roulée ou un bloc de yoga sous vos genoux pour vous soutenir si vos ischio-jambiers sont tendus.

3. Inspirez profondément en redressant la colonne vertébrale et en remontant vers les bras.

4. Expirez lentement, en pliant les hanches et en vous penchant vers l'avant en direction de vos jambes.

5. Relâchez votre tête et votre cou, en les laissant pendre lourdement.

6. Prenez appui sur vos tibias, vos chevilles ou vos pieds, ou utilisez une sangle autour de vos pieds pour vous soutenir.

7. Balancez doucement le haut de votre corps d'un côté à l'autre, permettant à la gravité de relâcher toute tension dans votre dos.

8. Maintenez la pose pendant 5 à 10 respirations, ou plus longtemps si vous êtes à l'aise, en vous concentrant sur les sensations d'allongement et de relâchement.

9. Pour remonter, inspirez et remontez lentement votre colonne vertébrale jusqu'à la position assise, une vertèbre à la fois.

Modifications:

Si vous ressentez une tension au niveau des ischio-jambiers, pliez légèrement les genoux ou utilisez une sangle autour de vos pieds pour vous soutenir.

Si vous ressentez une gêne dans le bas du dos, asseyez-vous sur une surface plus élevée ou placez une couverture roulée sous vos hanches.

Avantages:

Étire les ischio-jambiers, les mollets et la colonne vertébrale.

Calme le système nerveux et favorise la relaxation.

Améliore la digestion et la circulation.

Réduit le stress et l'anxiété.

Améliore la conscience du corps et de l'esprit.

Conscience de la respiration :

Respirez profondément et régulièrement pendant toute la durée de la pose.

Laissez vos expirations approfondir le pli et relâcher toute tension.

Remarquez que votre respiration crée une sensation d'espace dans votre corps.

Roulements doux des hanches

Les roulades douces des hanches sont un mouvement fluide et rythmique qui favorise la mobilité et libère les tensions dans les hanches, le bas du dos et le sacrum. Cet exercice apaisant encourage un sentiment de fluidité et d'aisance dans le bassin, favorisant une connexion plus profonde avec les rythmes naturels de votre corps.

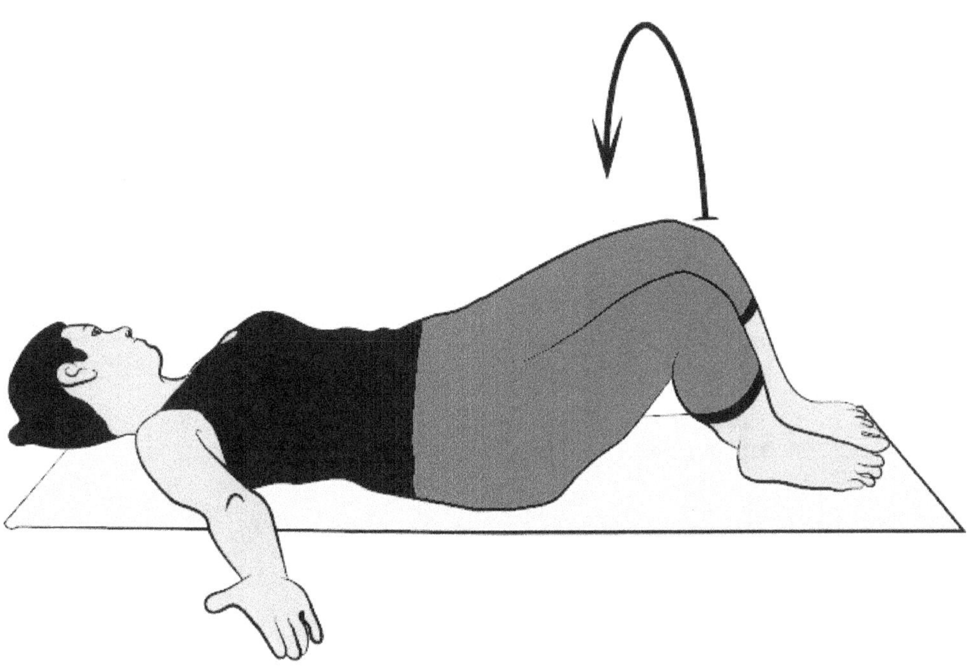

Instructions:

1. Allongez-vous sur le dos, les genoux pliés. Placez vos pieds à plat sur le sol, écartés de la largeur des hanches.
2. Laissez vos genoux tomber doucement d'un côté, en gardant le haut du corps et les épaules détendus sur le tapis.
3. Sentez un léger étirement dans le bas du dos et les hanches et restez en position pendant quelques respirations.
4. Inspirez et ramenez lentement vos genoux vers le centre, en traçant un mouvement circulaire avec vos genoux.

5. Expirez et laissez vos genoux tomber vers l'autre côté, en maintenant cette position pendant quelques respirations.

6. Continuez à faire rouler vos genoux dans un mouvement circulaire, en suivant le rythme naturel de votre respiration.

7. Concentrez-vous sur le relâchement de la tension dans le bas du dos et les hanches tout en vous balançant doucement.

8. Répétez 5 à 10 fois dans chaque sens, dans le sens des aiguilles d'une montre et dans le sens inverse.

Modifications:

Si vous souffrez de douleurs lombaires, placez un petit coussin ou une serviette enroulée sous vos genoux pour vous soutenir.

Avantages:

Réduit le stress et les raideurs dans le bas du dos, les hanches et le sacrum.

Améliore la flexibilité et la mobilité de la colonne vertébrale et du bassin.

Favorise la relaxation et diminue les tensions.

Améliore la conscience corporelle et la connexion avec les rythmes naturels.

Masse les organes abdominaux et favorise la digestion.

Conscience de la respiration :

Respirez profondément et régulièrement tout au long de l'activité.

Inspirez en ramenant vos genoux au centre. Expirez en les mettant de côté.

Réfléchissez à la façon dont votre respiration dirige l'action qui se déroule lentement.

Les jambes au pied du mur

Les jambes au mur est une position merveilleusement relaxante et tranquille qui favorise un sentiment d'abandon et de relâchement. Cette posture améliore la circulation et le drainage lymphatique tout en réduisant le stress dans les jambes, les hanches et le bas du dos.

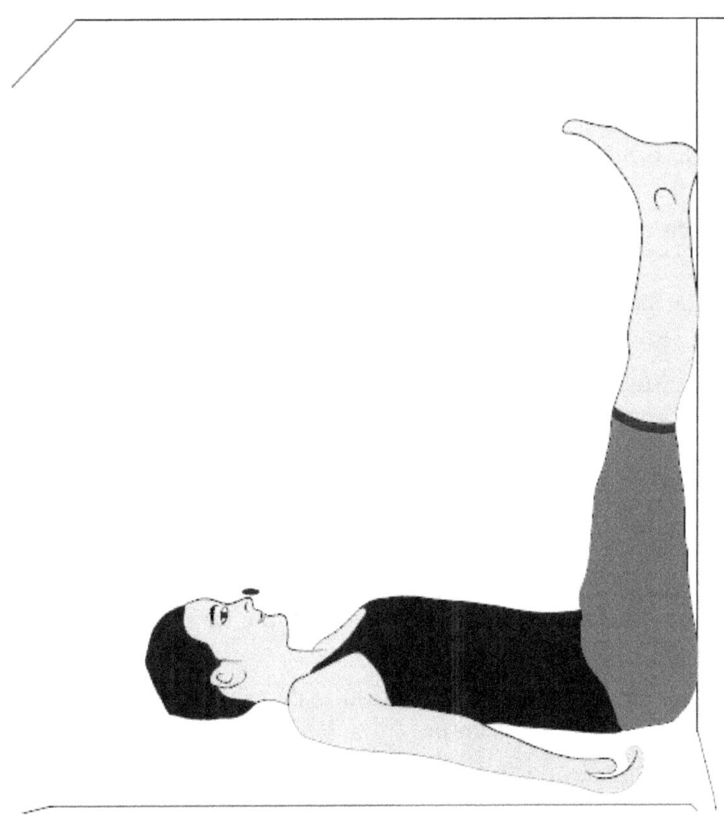

Instructions:

1. Asseyez-vous de côté contre un mur, en gardant vos hanches et vos épaules près du mur.

2. Balancez vos jambes le long du mur tout en vous allongeant sur le sol.

3. Ajustez votre posture de manière à ce que vos os soient aussi près du mur que possible.

4. Tendez les bras sur les côtés, paumes vers le haut, ou placez-les sur votre ventre.

5. Fermez les yeux et respirez longuement, en laissant votre corps se détendre complètement et s'abandonner à la pesanteur.

6. Maintenez la posture pendant 5 à 10 minutes, ou plus longtemps si vous le souhaitez, en vous concentrant sur les sensations de relâchement et de détente dans les jambes et le bas du dos.

7. Pour relâcher, pliez doucement les jambes vers la poitrine et roulez sur le côté avant de vous redresser progressivement.

Modifications:

Si vous ressentez une douleur dans les ischio-jambiers ou le bas du dos, placez une couverture pliée ou un oreiller sous vos hanches pour vous soutenir.

Si votre cou est tendu, placez-y une petite serviette roulée pour le soutenir.

Avantages:

Améliore la circulation et le drainage lymphatique.

Aide à réduire le gonflement et la fatigue des jambes et des pieds.

Soulage les tensions dans le bas du dos, les hanches et les ischio-jambiers.

Calme le système nerveux et favorise la relaxation.

Réduit le stress et l'anxiété.

Conscience de la respiration :

Respirez profondément et régulièrement pendant toute la durée de la pose.

Permettez à vos expirations d'approfondir la relaxation et de relâcher toute tension restante.

Remarquez comment votre respiration crée un sentiment de calme et de tranquillité dans votre corps et votre esprit.

La vache-chat en position

Le chat-vache assis est un mouvement doux et accessible qui favorise la mobilité et libère les tensions dans la colonne vertébrale et les épaules. Cette variante en position assise permet d'expérimenter les bienfaits de l'articulation de la colonne vertébrale, en encourageant un sentiment de fluidité et d'aisance dans le dos.

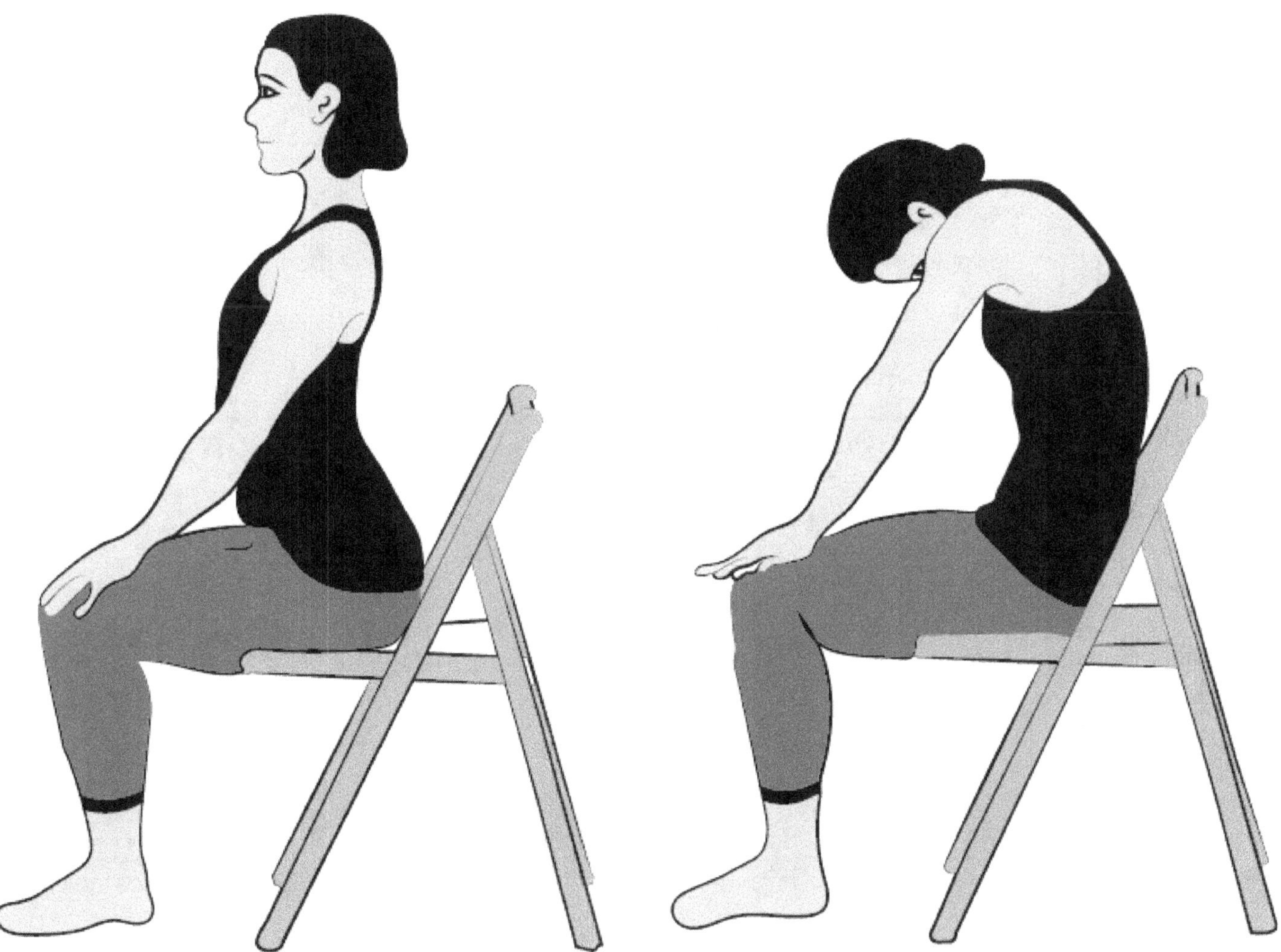

Instructions:

1. Asseyez-vous sur une chaise ou sur le sol, les jambes croisées ou étendues devant vous.

2. Placez vos mains sur vos genoux ou vos cuisses, les paumes tournées vers le bas.

3. Inspirez et cambrez votre dos, en soulevant votre poitrine et en regardant légèrement vers le haut.

4. Expirez et ajustez votre colonne vertébrale, en rentrant votre mâchoire dans votre poitrine et en ramenant votre nombril vers votre colonne vertébrale.

5. Continuez à enchaîner ces deux mouvements, en inspirant dans la cambrure et en expirant dans l'arrondi.

6. Concentrez-vous sur les sensations subtiles de votre colonne vertébrale et sur la fluidité du mouvement.

7. Répétez ce processus 5 à 10 fois ou aussi longtemps que vous vous sentez à l'aise.

Modifications:

Si vous ressentez une gêne dans le bas du dos, asseyez-vous sur une chaise avec un support dorsal ou placez une serviette enroulée derrière le bas de votre dos.

Si vous souffrez de douleurs cervicales, maintenez votre tête dans une position neutre ou évitez de l'incliner complètement vers l'arrière.

Avantages:

Améliore la mobilité et la flexibilité de la colonne vertébrale.

Libère les tensions dans le dos, la nuque et les épaules.

Masse les organes abdominaux.

Améliore la circulation et le flux énergétique.

Favorise la relaxation et réduit le stress.

Conscience de la respiration :

Coordonnez votre respiration avec le mouvement, en inspirant lorsque vous arquez le dos et en expirant lorsque vous arrondissez la colonne vertébrale.

Remarquez comment votre respiration soutient la fluidité et le rythme de la position assise du chat et de la vache.

CHAPITRE 7 : LE YOGA SOMATIQUE POUR LE STRESS ET L'ANXIÉTÉ

Poses réparatrices et travail sur la respiration pour une relaxation profonde

Dans ce chapitre, nous allons examiner une variété de postures réparatrices et de méthodes de travail sur la respiration qui sont particulièrement destinées à réduire le stress, l'anxiété et la tension. Ces activités douces vous encouragent à créer un profond sentiment de calme et de paix intérieure, permettant à votre corps et à votre esprit de se détendre et de trouver du réconfort.

Contrairement au yoga conventionnel, qui se concentre sur les mouvements dynamiques et l'effort physique, le yoga somatique pour le stress et l'anxiété met l'accent sur le calme, l'abandon et la relaxation profonde. Ces pratiques, qui comprennent des postures soutenues et une respiration concentrée, vous aident à vous libérer du stress physique et émotionnel, à activer votre système nerveux parasympathique et à atteindre un état de calme profond.

N'oubliez pas de vous créer une atmosphère de sécurité et de soutien lorsque vous pratiquez ces techniques réparatrices. Acceptez le silence, laissez-vous guider par votre respiration et comptez sur le doux soutien des supports et de la gravité. En pratiquant régulièrement, vous acquerrez un nouveau sentiment de résilience intérieure et de tranquillité, qui vous permettra de relever les défis de la vie avec aisance et grâce.

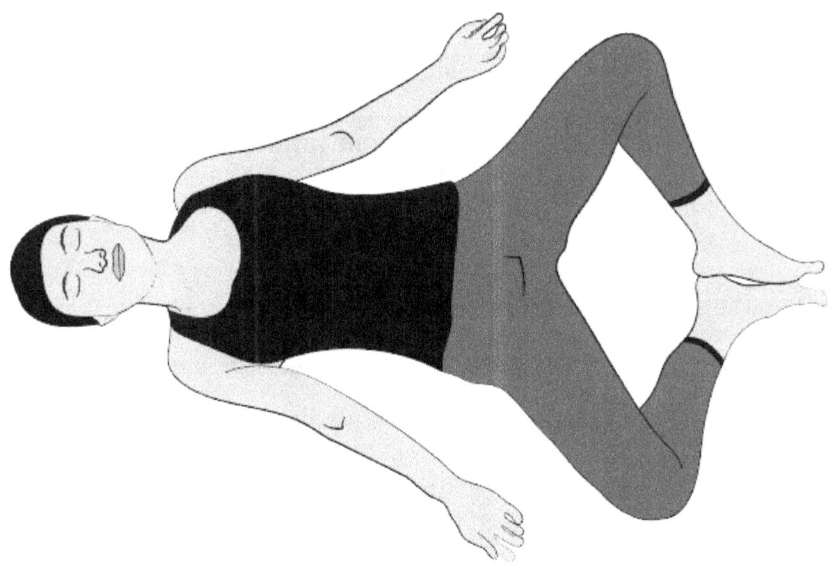

Pose de l'enfant avec soutien réparateur

La position de l'enfant avec soutien est une position merveilleusement bienveillante et confortable qui vous permet de vous abandonner complètement et de relâcher les tensions dans votre corps et votre esprit. Cette forme soutenue de la posture de l'enfant procure une profonde sensation d'ancrage et de relaxation, vous permettant de relâcher les tensions et les inquiétudes.

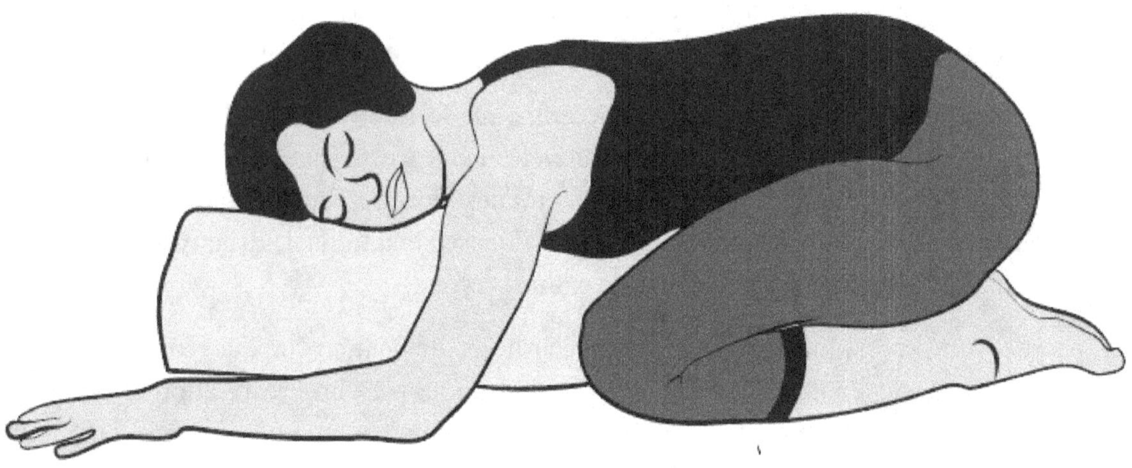

Instructions

1. Rassemblez quelques oreillers ou couvertures pour former un nid de soutien pour votre corps.

2. Placez un ou deux oreillers ou couvertures sur le sol dans le sens de la longueur pour former un long traversin.

3. Agenouillez-vous sur le sol, en rapprochant vos gros orteils et en écartant les genoux.

4. Penchez-vous vers l'avant, le corps sur le traversin et le front sur le tapis ou le bloc.

5. Ajoutez des coussins ou des couvertures sur votre poitrine, vos bras et votre tête pour plus de soutien et de confort.

6. Fermez les yeux et abandonnez-vous au doux soutien des accessoires, en laissant votre corps se détendre complètement et relâcher les tensions.

7. Respirez lentement et régulièrement, en laissant votre corps s'enfoncer davantage dans le support à chaque expiration.

8. Maintenez la position pendant 5 à 10 minutes, ou plus longtemps si vous vous sentez à l'aise, afin de vous détendre totalement et de lâcher prise.

9. Pour relâcher, enfoncez doucement vos mains dans le sol et relevez lentement votre corps jusqu'à ce qu'il soit bien droit.

Modifications:

Si vous ressentez des douleurs aux genoux ou aux chevilles, placez une couverture ou une serviette pliée sous ces derniers pour les soutenir.

Si votre front ne peut pas atteindre confortablement le tapis ou le bloc, placez un oreiller ou une couverture supplémentaire sous votre front pour le soutenir.

Si vos épaules sont raides, écartez légèrement les genoux ou mettez les bras le long du corps.

Avantages:

Détend profondément le corps et l'esprit.

Soulage la tension, l'anxiété et la lassitude.

Favorise un sentiment d'ancrage et de sécurité.

Étirez doucement votre dos, vos hanches et vos épaules.

Améliore la digestion et la circulation.

Améliore la conscience de la respiration et de l'attention.

Conscience de la respiration :

Respirez profondément et régulièrement pendant toute la durée de la position.

Laissez vos expirations développer la relaxation et relâcher la pression.

Réfléchissez à la manière dont votre respiration induit une sensation de sérénité et de tranquillité dans votre corps et votre esprit.

Pose du papillon incliné (Supta Baddha Konasana)

La position du papillon incliné est une position très relaxante et tranquille qui encourage l'ouverture et la libération des hanches, de l'aine et de l'intérieur des cuisses. Cette position dorsale souple et soutenue favorise la relaxation profonde et l'abandon, permettant au corps et à l'esprit de décompresser et d'atteindre la sérénité.

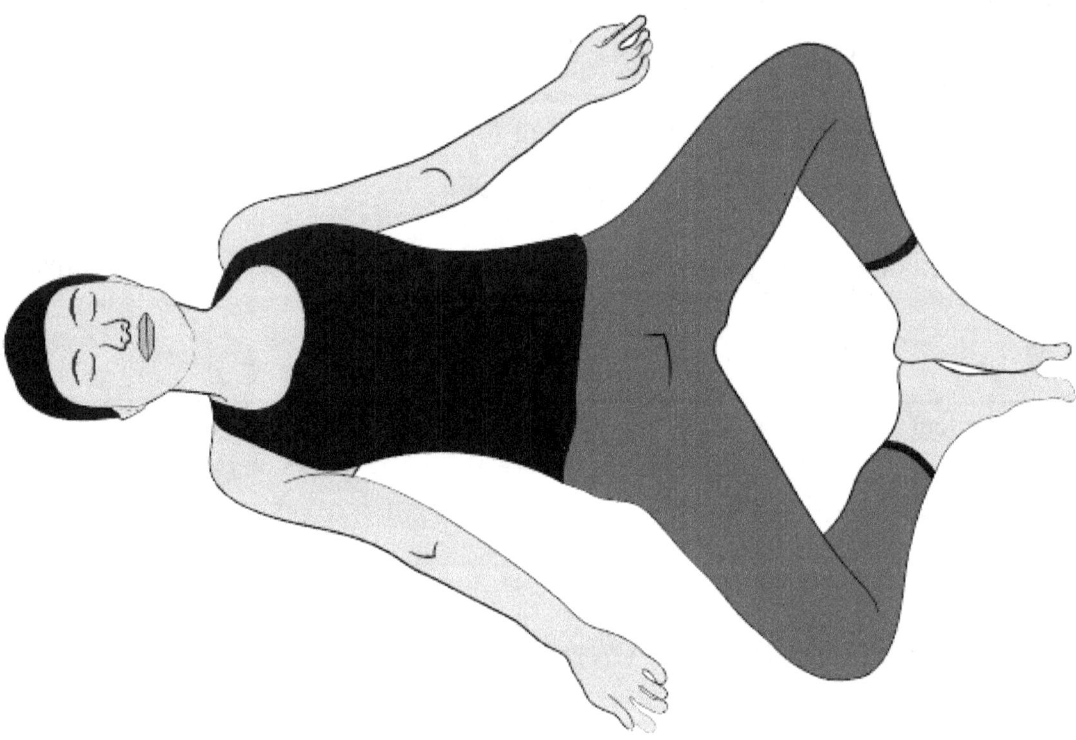

Instructions

1. Pour réaliser cet exercice, allongez-vous sur le dos, les genoux pliés et les pieds à plat sur le sol.

2. Rapprochez la plante de vos pieds et laissez vos genoux tomber sur les côtés, en formant un losange avec vos jambes.

3. Placez un traversin ou une couverture enroulée sous votre colonne vertébrale pour soutenir votre tête et votre cou.

4. Si vos genoux se sentent soulevés ou inconfortables, placez des blocs ou des coussins sous eux pour les soutenir.

5. Tendez les bras sur les côtés, paumes vers le haut, ou placez-les sur votre ventre.

6. Fermez les yeux et abandonnez-vous au doux soutien des accessoires, en laissant votre corps se détendre complètement et relâcher les tensions.

7. Respirez profondément et régulièrement, en laissant les hanches et l'aine se dilater lentement à chaque inspiration.

8. Maintenez la position pendant 5 à 10 minutes, ou plus longtemps si vous vous sentez à l'aise, afin de vous détendre totalement et de lâcher prise.

9. Pour relâcher, rapprochez doucement vos genoux et roulez sur le côté avant de vous relever lentement.

Modifications:

Si vous éprouvez des difficultés au niveau des genoux ou des hanches, modifiez la hauteur des supports ou placez des couvertures supplémentaires sous vos genoux pour les soutenir.

En cas de raideur thoracique, placez une couverture ou un coussin sous le haut de votre dos afin d'obtenir un meilleur soutien.

Avantages:

Détend profondément le corps et l'esprit.

Soulage la tension, l'anxiété et la lassitude.

Favorise l'ouverture et la relaxation des hanches, de l'aine et de l'intérieur des cuisses.

Améliore la circulation dans la région pelvienne.

Stimule les organes de l'estomac et favorise la digestion.

Améliore la conscience de la respiration et de l'attention.

Conscience de la respiration :

Respirez profondément et régulièrement pendant toute la durée de la position.

Laissez vos expirations développer la relaxation et relâcher la pression.

Réfléchissez à la manière dont votre respiration favorise une sensation d'espace et de calme dans votre corps et votre esprit.

Pose de mise à la terre somatique

La pose d'ancrage somatique est une pratique simple mais puissante qui cultive un sentiment de stabilité, de connexion à la terre et de paix intérieure. Cette pose en position debout vous encourage à vous enraciner par les pieds et les jambes, ce qui permet à votre corps de se sentir soutenu et à votre esprit de s'apaiser.

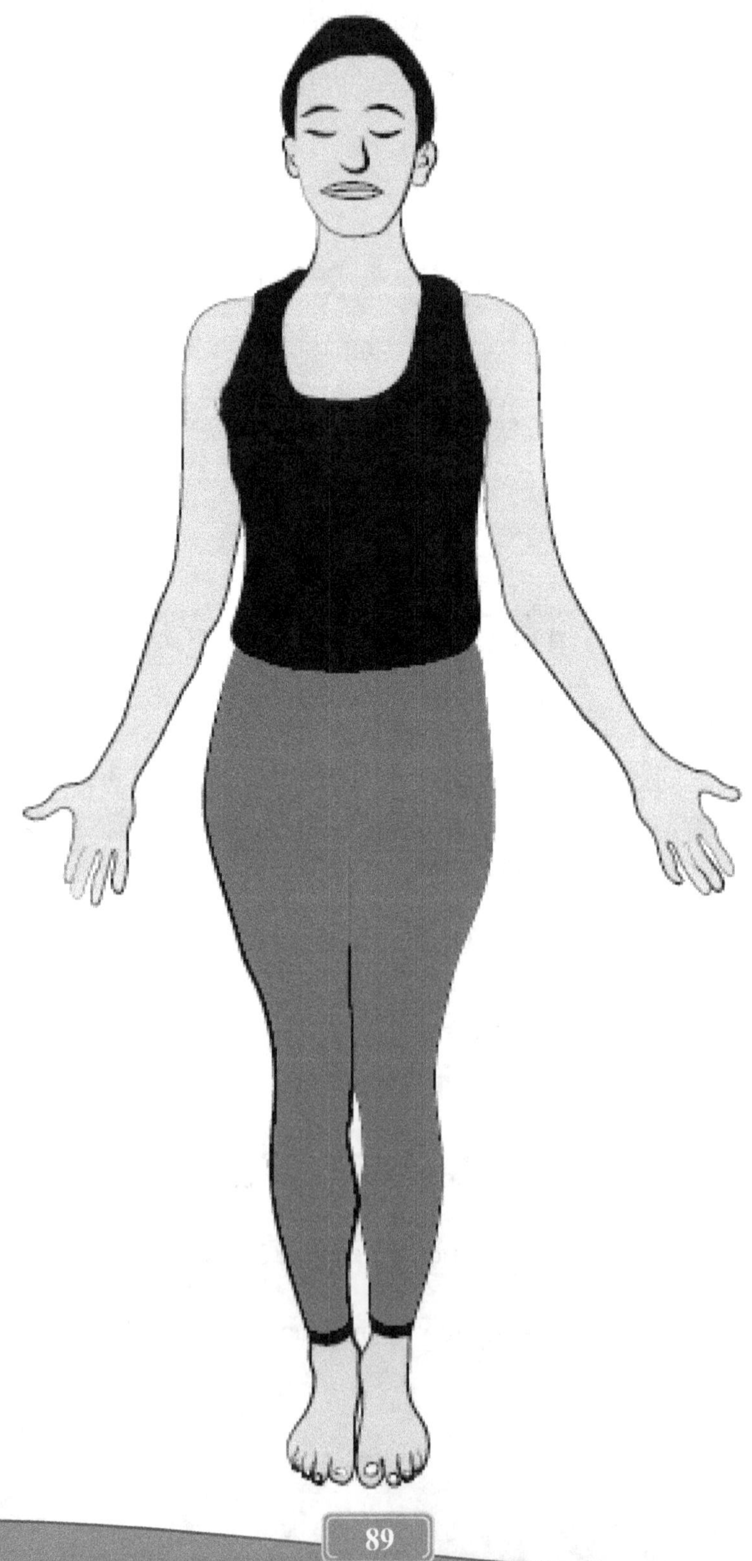

Instructions:

1. Tenez-vous debout, les pieds séparés par la largeur des hanches et alignés l'un sur l'autre.
2. Répartissez votre poids uniformément sur vos deux pieds, en sentant la connexion entre vos semelles et le sol.
3. Détendez les bras le long du corps et pliez légèrement les genoux.
4. Fermez les yeux ou adoucissez votre regard, en dirigeant votre attention vers l'intérieur.
5. Imaginez que des racines poussent sous la plante de vos pieds, vous ancrant profondément dans la terre.
6. Sentez le confort et la stabilité de la terre sous vos pieds.
7. Respirez profondément et régulièrement, pour permettre à votre corps de se détendre et de relâcher toute tension.
8. Maintenez la pose pendant 5 à 10 minutes, ou plus longtemps si vous êtes à l'aise, en vous concentrant sur les sensations d'enracinement et de stabilité.

Modifications:

Si vous ressentez une gêne au niveau des pieds ou des jambes, tenez-vous debout avec les pieds légèrement plus écartés ou placez une couverture pliée sous vos talons pour vous soutenir.

Si vous ressentez des vertiges ou un déséquilibre, ouvrez les yeux et concentrez-vous sur un point fixe devant vous.

Avantages:

Réduit le stress, l'anxiété et l'accablement.

Calme le système nerveux et favorise la relaxation.

Améliore l'attention et la concentration.

Cultive un sentiment de stabilité et d'enracinement.

Améliore la posture et l'alignement.

Conscience de la respiration :

Respirez profondément et régulièrement pendant toute la durée de la pose.

Remarquez comment votre respiration vous ancre dans le moment présent et approfondit votre sentiment de connexion à la terre.

Permettez à votre respiration de s'écouler naturellement, en soutenant le sentiment d'enracinement et de stabilité.

1. Qu'est-ce que le yoga somatique ?

Le yoga somatique est une pratique de mouvement qui combine le yoga avec des principes somatiques, en se concentrant sur le mouvement conscient, la conscience du corps et le relâchement des tensions. Il permet d'améliorer la posture, la flexibilité et la mobilité en engageant l'esprit et le corps de manière consciente.

2. En quoi le yoga somatique est-il différent du yoga traditionnel ?

Alors que le yoga traditionnel met souvent l'accent sur les postures et la souplesse, le yoga somatique se concentre sur l'expérience interne du mouvement. Il encourage les mouvements lents et conscients pour relâcher la tension musculaire et développer une plus grande conscience de la façon dont le corps bouge.

3. Qui peut pratiquer le yoga somatique ?

Le yoga somatique convient à tous les âges et à tous les niveaux de condition physique, y compris aux débutants, aux personnes âgées et aux personnes qui se remettent d'une blessure. L'approche douce et attentive le rend accessible à toute personne cherchant à améliorer la conscience de son corps et à réduire la douleur.

4. Quels sont les avantages du yoga somatique ?

Les avantages comprennent une plus grande conscience du corps, une meilleure flexibilité, une meilleure posture, une réduction du stress, un soulagement de la douleur (en particulier dans le dos et le cou) et un renforcement de la connexion entre le corps et l'esprit.

5. Le yoga somatique est-il sans danger pour les personnes souffrant de blessures ou de douleurs chroniques ?

Oui, le yoga somatique est souvent recommandé aux personnes souffrant de blessures ou de douleurs chroniques parce qu'il se concentre sur des mouvements doux et lents qui aident à relâcher la tension sans forcer le corps.

6. À quelle fréquence dois-je pratiquer le yoga somatique ?

Pour de meilleurs résultats, il est recommandé de pratiquer le yoga somatique 2 à 3 fois par semaine. Cependant, même quelques minutes par jour peuvent avoir des effets bénéfiques importants sur la souplesse et le relâchement des tensions.

7. Ai-je besoin d'un équipement spécial pour le yoga somatique ?

Vous n'avez besoin que d'un tapis de yoga pour être à l'aise. Des accessoires supplémentaires comme des coussins, des couvertures ou des blocs de yoga peuvent être utiles mais sont facultatifs.

8. Le yoga somatique peut-il aider à lutter contre le stress et l'anxiété ?

Oui, le yoga somatique favorise la relaxation en encourageant la respiration profonde et le mouvement conscient, deux éléments qui aident à calmer le système nerveux et à réduire le stress.

9. Puis-je perdre du poids en pratiquant le yoga somatique ?

Le yoga somatique n'est généralement pas axé sur la perte de poids. Cependant, il peut contribuer au bien-être général en améliorant la mobilité, en réduisant le stress (qui peut influencer le poids) et en encourageant un mode de vie sain.

10. Comment le yoga somatique améliore-t-il la posture ?

Le yoga somatique aide à réapprendre au corps à se mouvoir efficacement en libérant les tensions chroniques et en faisant prendre conscience des postures habituelles, ce qui permet d'améliorer l'alignement et l'équilibre.

11. Le yoga somatique convient-il aux personnes âgées ?

Oui, le yoga somatique est particulièrement bénéfique pour les personnes âgées car il favorise les mouvements doux, la flexibilité et la conscience du corps, ce qui peut améliorer l'équilibre et la mobilité.

12. Le yoga somatique peut-il aider à soulager les douleurs lombaires ?

Oui, le yoga somatique est souvent utilisé pour soulager les douleurs lombaires en étirant doucement et en relâchant la tension dans les muscles du bas du dos, en améliorant la posture et la force centrale.

13. Dois-je avoir une expérience préalable du yoga pour pratiquer le yoga somatique ?

Aucune expérience préalable en matière de yoga n'est nécessaire. Le yoga somatique s'adresse aux débutants et est accessible à tous, quel que soit leur niveau de forme physique ou leur familiarité avec le yoga.

14. Quelle est la différence entre le yoga somatique et d'autres pratiques corps-esprit comme le Pilates ?

Si le yoga somatique et le Pilates se concentrent tous deux sur la conscience du corps, le yoga somatique met l'accent sur des mouvements lents et doux et sur l'expérience interne du mouvement, tandis que le Pilates se concentre davantage sur la force du tronc et les mouvements contrôlés.

15. Puis-je pratiquer le yoga somatique si j'ai des muscles tendus ?

Oui, le yoga somatique peut aider à relâcher les muscles tendus en encourageant des mouvements doux et réfléchis qui relâchent progressivement la tension et améliorent la flexibilité.

16. Quelle est la durée d'une séance typique de yoga somatique ?

Une séance typique dure de 20 à 45 minutes, en fonction de vos objectifs et du temps dont vous disposez. Cependant, des séances plus courtes ou plus longues peuvent être tout aussi bénéfiques.

17. Puis-je combiner le yoga somatique avec d'autres formes d'exercice ?

Oui, le yoga somatique complète d'autres activités physiques, en aidant à la récupération, à la flexibilité et à la relaxation, ce qui peut améliorer les performances dans d'autres exercices.

18. Le yoga somatique est-il efficace pour la gestion du stress ?

Oui, l'accent mis par le yoga somatique sur le mouvement et la respiration en pleine conscience aide à activer le système nerveux parasympathique, qui favorise la relaxation et réduit le stress.

19. En combien de temps vais-je constater les résultats du yoga somatique ?

Les résultats varient en fonction de votre consistance et de votre corps, mais de nombreuses personnes commencent à se sentir plus détendues et plus conscientes de leurs mouvements après seulement quelques séances.

20. Le yoga somatique peut-il améliorer le sommeil ?

Oui, en réduisant la tension physique et mentale, le yoga somatique peut améliorer la qualité du sommeil et aider les personnes souffrant d'insomnie ou de sommeil agité.

21. Quel rôle joue la respiration dans le yoga somatique ?

La respiration fait partie intégrante du yoga somatique, car elle aide à guider les mouvements et à relâcher les tensions. Une respiration consciente et profonde permet de relier le corps et l'esprit et facilite la relaxation.

22. Le yoga somatique convient-il aux femmes enceintes ?

Oui, avec des modifications, le yoga somatique peut être sans danger pour les femmes enceintes. Cependant, il est toujours préférable de consulter un professionnel de la santé avant de commencer.

23. Comment le yoga somatique peut-il aider à résoudre les problèmes de mobilité ?
Le
yoga somatique aide à relâcher les schémas de tension habituels et favorise le mouvement en pleine conscience, améliorant ainsi la mobilité des articulations et l'amplitude des mouvements.

24. Puis-je faire du yoga somatique si j'ai un travail de bureau ?

Oui, le yoga somatique est particulièrement utile pour les personnes ayant un travail de bureau, car il peut soulager les tensions dans les zones communément affectées par une position assise prolongée, comme le cou, les épaules et le bas du dos.

25. À quoi ressemblent les mouvements de yoga somatique ?

Les mouvements de yoga somatique sont généralement lents, doux et attentifs. L'accent est mis sur la qualité plutôt que sur la quantité, ce qui permet au praticien d'explorer et de ressentir les sensations de chaque mouvement.

26. Les enfants peuvent-ils pratiquer le yoga somatique ?

Oui, le yoga somatique peut être adapté aux enfants, bien qu'il soit généralement plus bénéfique pour les adultes qui cherchent à relâcher les tensions et à améliorer la conscience de leur corps.

27. Comment le yoga somatique aide-t-il à soulager les tensions chroniques ?

Le yoga somatique aide à relâcher les tensions chroniques en entraînant le système nerveux à se détendre et à abandonner les schémas de maintien habituels, ce qui améliore l'efficacité des mouvements.

28. Le yoga somatique peut-il aider à soulager les douleurs cervicales ?

Oui, le yoga somatique peut aider à relâcher la tension dans le cou en se concentrant sur des mouvements doux et conscients qui améliorent la posture et l'alignement.

29. Ai-je besoin d'un professeur pour pratiquer le yoga somatique ?

Bien que la pratique avec un professeur puisse être utile, le yoga somatique peut également être pratiqué à la maison avec des conseils appropriés à partir de vidéos ou de livres.

30. Comment le yoga somatique contribue-t-il à la santé mentale ?

Le yoga somatique encourage la pleine

conscience et la connaissance du corps, ce qui peut réduire les symptômes de l'anxiété et de la dépression en favorisant une connexion plus profonde avec le moment présent.

31. Le yoga somatique est-il une pratique spirituelle ?

Bien que le yoga somatique puisse être spirituel pour certains, il se concentre principalement sur la connexion physique et mentale à travers le mouvement. Sa pratique ne nécessite aucune croyance spirituelle.

32. Le yoga somatique peut-il aider à améliorer la souplesse ?

Oui, en libérant les tensions et en encourageant le mouvement conscient, le yoga somatique peut améliorer la souplesse au fil du temps.

33. Le yoga somatique implique-t-il la méditation ?

Le yoga somatique incorpore souvent des éléments méditatifs, tels que la respiration profonde et la concentration, mais il ne s'agit généralement pas d'une pratique de méditation assise.

34. Le yoga somatique peut-il aider à améliorer l'équilibre ?

Oui, en augmentant la conscience du corps et la force centrale, le yoga somatique peut améliorer l'équilibre et la coordination.

35. Comment le yoga somatique aide-t-il à gérer la douleur ?

Le yoga somatique aide à soulager la douleur en libérant les tensions chroniques et en améliorant les schémas de mouvement, ce qui peut réduire la tension sur les articulations et les muscles.

36. Le yoga somatique peut-il aider à améliorer les performances sportives ?

Oui, le yoga somatique peut améliorer les performances sportives en améliorant la flexibilité, l'amplitude des mouvements et le temps de récupération après des séances d'entraînement intenses.

37. Le yoga somatique est-il bon pour corriger la posture ?

Oui, le yoga somatique améliore la posture en vous aidant à prendre conscience de la façon dont vous tenez votre corps et en libérant les tensions qui peuvent contribuer à un mauvais alignement.

38. Le yoga somatique peut-il aider à soulager les maux de tête ?

Oui, le yoga somatique peut aider à soulager les maux de tête, en particulier les céphalées de tension, en libérant les tensions dans le cou, les épaules et le haut du dos.

39. Quel est le lien entre le yoga somatique et le système nerveux ?

Le yoga somatique aide à rééduquer le système nerveux pour libérer les tensions chroniques et améliorer l'efficacité des mouvements, créant ainsi un corps plus détendu et plus équilibré.

40. Puis-je pratiquer le yoga somatique si je souffre d'arthrite ?

Oui, les mouvements doux du yoga somatique peuvent être bénéfiques pour les personnes souffrant d'arthrite en favorisant la mobilité des articulations et en réduisant la raideur.

41. Le yoga somatique peut-il être pratiqué sur une chaise ?

Oui, le yoga somatique peut être adapté à la pratique sur chaise, ce qui le rend accessible aux personnes à mobilité réduite ou à celles qui ont des difficultés à s'asseoir sur le sol.

42. Le yoga somatique améliore-t-il la conscience du corps ?

Oui, le yoga somatique encourage les mouvements en pleine conscience, ce qui permet de mieux prendre conscience de la façon dont le corps bouge et des endroits où les tensions sont maintenues.

43. Comment le yoga somatique favorise-t-il la guérison des blessures ?

Le yoga somatique réapprend doucement au corps à bouger selon des schémas plus sains, ce qui peut accélérer la guérison en réduisant les tensions et en permettant au corps de guérir naturellement.

44. Le yoga somatique peut-il aider à améliorer la digestion ?

Oui, certains mouvements somatiques peuvent aider à stimuler la digestion en favorisant la relaxation et en augmentant la circulation dans la région abdominale.

45. Le yoga somatique est-il utile pour améliorer la circulation ?

Oui, les mouvements doux et conscients du yoga somatique contribuent à améliorer la circulation, en particulier dans les zones sujettes à des tensions ou à une mauvaise circulation sanguine.

46. Le yoga somatique peut-il aider à soulager la sciatique ?

Oui, le yoga somatique peut aider à soulager la douleur de la sciatique en étirant et en relâchant la tension dans le bas du dos, les hanches et les jambes.

47. Le yoga somatique peut-il aider à améliorer la coordination ?

Oui, le yoga somatique aide à améliorer la coordination en renforçant la conscience du corps et la pleine conscience. Il vous apprend à bouger avec plus de précision et de contrôle, ce qui peut conduire à une meilleure coordination au fil du temps.

48. Le yoga somatique peut-il être combiné avec d'autres styles de yoga ?

Oui, le yoga somatique peut être combiné avec d'autres styles de yoga comme le Hatha ou le Vinyasa. Il complète les formes de yoga plus dynamiques en approfondissant la conscience du corps et en offrant une approche plus douce et consciente du mouvement.

49. Que dois-je porter pour pratiquer le yoga somatique ?

Portez des vêtements confortables et amples qui vous permettent de bouger librement. Il est important d'éviter les vêtements restrictifs qui pourraient limiter l'amplitude de vos mouvements ou vous distraire pendant la pratique.

50. Le yoga somatique peut-il aider à soulager la sciatique ?

Oui, le yoga somatique peut être bénéfique pour les personnes souffrant de sciatique. Les mouvements doux et conscients aident à relâcher la tension dans le bas du dos, les hanches et les jambes, ce qui peut réduire la douleur sciatique au fil du temps.

51. Le yoga somatique est-il adapté aux personnes ayant des problèmes de mobilité ?

Oui, le yoga somatique peut être facilement modifié pour les personnes ayant des problèmes de mobilité. Les mouvements étant lents et doux, ils peuvent être adaptés aux besoins individuels, que ce soit au sol, sur une chaise ou debout.

52. Le yoga somatique peut-il améliorer ma respiration ?

Oui, le yoga somatique incorpore une respiration profonde et consciente tout au long de la pratique, ce qui peut aider à améliorer la capacité pulmonaire et encourager une respiration plus efficace et détendue dans la vie quotidienne.

53. Comment le yoga somatique peut-il aider à soulager la tension des épaules ?

Le yoga somatique aide à soulager la tension chronique des épaules en encourageant des mouvements conscients qui détendent les muscles tendus, améliorent la posture et favorisent un alignement correct des épaules et du cou.

54. Le yoga somatique est-il utile pour la fibromyalgie ?

Oui, de nombreuses personnes atteintes de fibromyalgie trouvent que le yoga somatique les aide à gérer leurs symptômes. Son approche douce permet de soulager les douleurs et les tensions chroniques sans surcharger le corps, ce qui peut être particulièrement important pour les personnes atteintes de cette maladie.

55. Le yoga somatique peut-il aider à la pleine conscience ?

Oui, la pleine conscience est un élément central du yoga somatique. En prêtant une attention particulière à la façon dont votre corps bouge et se sent, vous devenez plus présent et plus conscient, ce qui améliore la pleine conscience en général.

56. Quel est le rôle du système nerveux dans le yoga somatique ?

Dans le yoga somatique, vous apprenez à entraîner votre système nerveux à relâcher les tensions chroniques et à bouger plus efficacement. Cela permet de calmer le système nerveux, de réduire le stress et de favoriser la relaxation.

57. Le yoga somatique peut-il aider à lutter contre la fatigue chronique ?

Oui, les mouvements doux du yoga somatique peuvent aider les personnes souffrant de fatigue chronique en favorisant la relaxation, en réduisant le stress et en encourageant la conservation de l'énergie sans trop solliciter le corps.

58. Comment le yoga somatique améliore-t-il la souplesse ?

En libérant les tensions chroniques et en améliorant la conscience du corps, le yoga somatique augmente progressivement la souplesse. Il vous permet de bouger plus librement et plus confortablement au fil du temps.

59. Le yoga somatique est-il bon pour les athlètes ?

Oui, le yoga somatique peut être bénéfique pour les athlètes en améliorant la flexibilité, en réduisant la tension musculaire, en aidant à la récupération et en prévenant les blessures. Il peut compléter d'autres formes d'entraînement sportif en améliorant la conscience du corps et l'efficacité des mouvements.

60. Comment le yoga somatique s'intègre-t-il dans une pratique de santé holistique ?

Le yoga somatique s'intègre bien dans une pratique de santé holistique en abordant le bien-être physique, mental et émotionnel. Il favorise la prise de conscience du corps, la relaxation, le soulagement du stress et l'amélioration des mouvements, ce qui contribue à la santé et à l'équilibre général.

Ce défi est conçu pour améliorer la conscience du corps, relâcher les tensions et améliorer la flexibilité et la mobilité grâce à une pratique quotidienne du yoga somatique. Chaque jour se concentre sur un thème spécifique, vous encourageant à explorer différents aspects de votre corps et de votre esprit. Restez attentif tout au long de chaque séance et suivez vos progrès à l'aide de la feuille de progression et des questions de réflexion fournies.

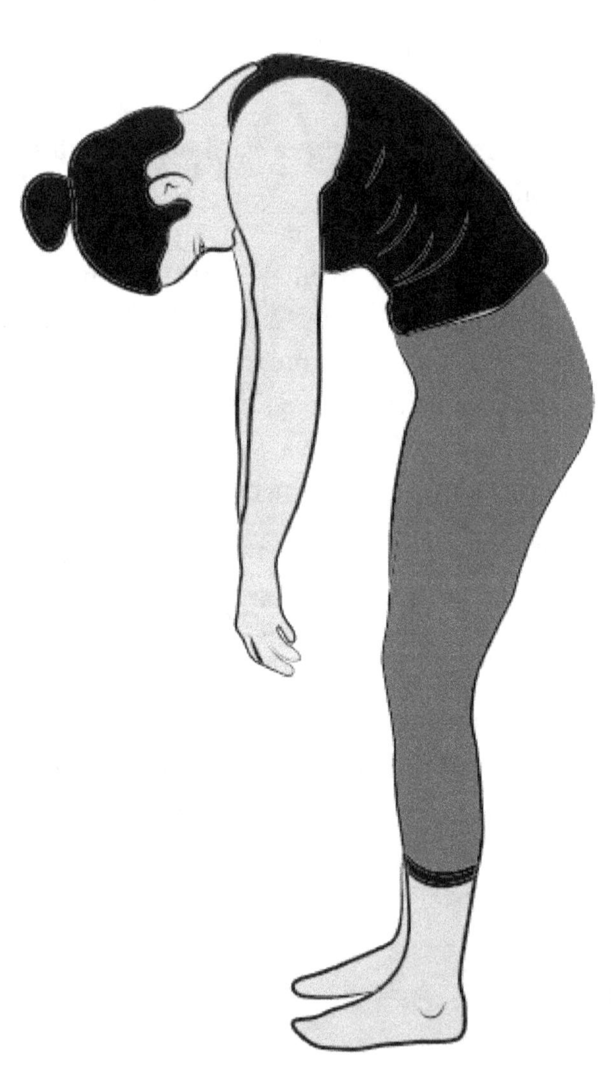

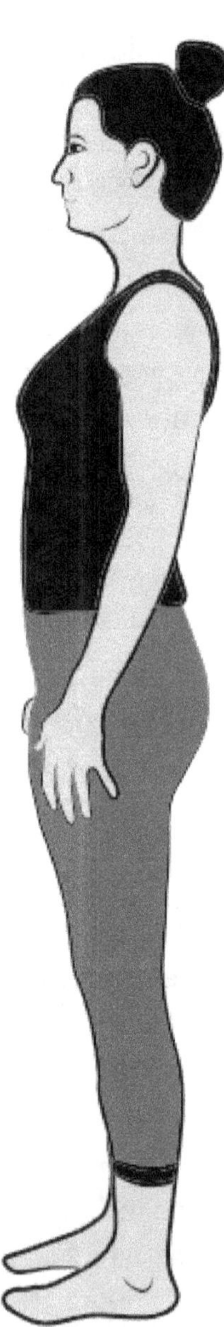

Jour 1 - Sensibilisation de base

1. Inclinaison du bassin - 10 répétitions
2. Roulades des épaules - 10 roulades dans chaque direction
3. Chat-Vache somatique - 8 cycles
   Conseil de pleine conscience : Concentrez-vous sur les sensations dans le bas du dos et le bassin. Restez conscient de la façon dont votre tronc soutient chaque mouvement.

Jour 2 - Connexion du bas du corps

1. Glissements de jambes - 10 répétitions pour chaque jambe
2. Pont somatique - 8 répétitions
3. Balancement des genoux - 10 répétitions de chaque côté
   Conseil de pleine conscience : Pendant que vous bougez, remarquez comment vos hanches, vos genoux et vos pieds sont reliés. Gardez une respiration régulière et contrôlée.

Jour 3 - Mobilité du haut du corps

1. Flexion et extension du cou - 10 répétitions
2. Cercles de hanche - 10 cercles dans chaque direction

3. Pose somatique de l'enfant - Tenir pendant 1 minute
   Conseil de pleine conscience : Sentez l'ouverture de votre cou et de vos épaules lorsque vous relâchez la tension. Faites des mouvements doux et intentionnels.

Jour 4 - Alignement de la colonne vertébrale

1. Pliage somatique vers l'avant - Tenir pendant 30 secondes
2. Chat-vache somatique - 8 cycles
3. - 10 roulades dans chaque direction
   Conseil de pleine conscience : Concentrez-vous sur la fluidité de votre colonne vertébrale. Remarquez comment chaque vertèbre se déplace dans l'ordre.

Jour 5 - Stabilité du tronc

1. Inclinaison du bassin - 10 répétitions
2. Balancement des genoux - 10 répétitions de chaque côté
3. Pose du pont somatique - 8 répétitions
   Conseil de pleine conscience : Engagez votre tronc à chaque mouvement. Sentez la stabilité et la force de vos muscles abdominaux.

Jour 6 - Étirements en douceur

1. Glissements de jambes - 10 répétitions pour chaque jambe

2. Pose somatique de l'enfant - Maintenir pendant 1 minute

3. Flexion et extension du cou - 10 répétitions

    Conseil de pleine conscience : Laissez votre respiration guider les étirements. Remarquez comment vos muscles réagissent à l'allongement en douceur.

Jour 7 - Repos et réflexion

Conseil de pleine conscience : Prenez quelques minutes pour observer les sensations de votre corps. Avez-vous relâché des tensions ? En quoi votre corps est-il plus connecté ?

Réflexion hebdomadaire pour la semaine 1 :

- Comment vous sentez-vous après la première semaine du défi ?
- Avez-vous remarqué des changements au niveau de votre force centrale ou de votre conscience corporelle ?
- Quels sont les domaines sur lesquels vous aimeriez vous concentrer la semaine prochaine ?

Suivi des progrès de la première semaine

Jour	Exercices	Thème	Terminé ?	Qu'avez-vous ressenti ? (Rédiger une brève réflexion)
Jour 1	Inclinaison du bassin, roulements d'épaules, chat-vache	Sensibilisation de base	[ ] Oui [ ] Non	
Jour 2	Glissements de jambes, pose du pont, balancements des genoux	Connexion du bas du corps	[ ] Oui [ ] Non	
Troisième jour	Flexion/extension de la nuque, cercle des hanches, pose de l'enfant	Mobilité du haut du corps	[ ] Oui [ ] Non	

Jour 4	Flexion avant, flexion des jambes, flexion des épaules	Alignement de la colonne vertébrale	[ ] Oui [ ] Non	
Jour 5	Inclinaison du bassin, balancement des genoux, pose du pont	Stabilité du tronc	[ ] Oui [ ] Non	
Jour 6	Glissements de jambes, pose de l'enfant, flexion/extension du cou	Étirements en douceur	[ ] Oui [ ] Non	
Jour 7	Jour de repos	Réflexion	[ ] Oui [ ] Non	

Semaine 2 : Flux et coordination

Jour 8 - Fluidité et équilibre

1. Mouvement somatique du guerrier I - 8 répétitions par côté
2. Cercles avec les bras - 10 cercles dans chaque direction
3. Étirement latéral debout - Tenir 20 secondes de chaque côté

   Conseil de pleine conscience : Soyez attentif à votre équilibre. Remarquez comment le déplacement du poids entre vos pieds affecte vos mouvements.

Jour 9 - Coordination

1. Rouleau somatique pour la colonne vertébrale - 10 rouleaux
2. Torsion somatique assise - Tenir 20 secondes de chaque côté.
3. Flux d'expansion de la poitrine - 8 respirations avec mouvement

   Conseil de pleine conscience : Laissez votre respiration se coordonner avec vos mouvements. Sentez comment la respiration initie chaque mouvement.

Jour 10 - Mouvement des fluides

1. Essuie-glaces somatiques - 10 répétitions de chaque côté
2. Flux de Savasana somatique - Maintenir chaque position pendant 1 minute
3. Flux du guerrier somatique I - 8 répétitions par côté

   Conseil de pleine conscience : Bougez lentement et en douceur. Sentez les transitions entre les mouvements et veillez à ce qu'elles soient fluides.

Jour 11 - Conscience de l'équilibre

1. Étirement latéral debout - Tenir 20 secondes de chaque côté.
2. Cercles avec les bras - 10 cercles dans chaque sens
3. Flux d'expansion de la poitrine - 8 respirations lentes
   Conseil de pleine conscience : Remarquez l'étirement de votre corps latéral. Restez présent à chaque inspiration et expiration pendant que vous vous ouvrez.

Jour 12 - Flexibilité de la colonne vertébrale

1. Rouleau somatique pour la colonne vertébrale - 10 rouleaux
2. Torsion somatique assise - Tenir 20 secondes de chaque côté.
3. Essuie-glaces somatiques - 10 répétitions de chaque côté
   Conseil de pleine conscience : Concentrez-vous sur la souplesse de votre colonne vertébrale. Laissez votre respiration vous aider à approfondir chaque pose.

13e jour - La fluidité du corps entier

1. Mouvement somatique du guerrier I - 8 répétitions par côté
2. Flux d'expansion thoracique - 8 respirations lentes
3. Flux de Savasana somatique - Maintenir pendant 1 minute
   Conseil de pleine conscience : Gardez votre respiration régulière et votre esprit présent. Profitez de la connexion de tout le corps grâce à ces mouvements fluides.

Jour 14 - Repos et réflexion

Conseil de pleine conscience : Prenez note de vos progrès jusqu'à présent. Comment votre corps réagit-il au défi ?

Promesse de réflexion de la semaine 2

- Comment votre coordination s'est-elle améliorée cette semaine ?
- Quels changements avez-vous constatés dans votre équilibre et votre fluidité ?
- Quels sont les exercices qui vous ont le plus apporté ?

Suivi des progrès de la deuxième semaine

Jour	Exercices	Thème	Terminé ?	Qu'avez-vous ressenti ? (Rédigez une brève réflexion)
Jour 8	Flux du Guerrier I, cercles des bras, étirement latéral	Flux et équilibre	[ ] Oui [ ] Non	
Jour 9	Roulement de la colonne vertébrale, torsion en position assise, expansion de la poitrine	Coordination	[ ] Oui [ ] Non	
Jour 10	Essuie-glaces, Savasana Flow, Warrior I Flow	Mouvement des fluides	[ ] Oui [ ] Non	
11ème jour	Étirements latéraux, cercles de bras, extension de la poitrine	Sensibilisation à l'équilibre	[ ] Oui [ ] Non	
Jour 12	Roulage de la colonne vertébrale, torsion en position assise, essuie-glaces	Flexibilité de la colonne vertébrale	[ ] Oui [ ] Non	
Jour 13	Flux du Guerrier I, Expansion de la poitrine, Flux Savasana	Flux du corps entier	[ ] Oui [ ] Non	
14ème jour	Jour de repos	Réflexion	[ ] Oui [ ] Non	

Semaine 3 : Flexibilité et mobilité

Jour 15 - Flexibilité des hanches

1. Fente somatique - Tenir 20 secondes de chaque côté
2. Cobra bas somatique - Maintenir pendant 15 secondes, répéter 4 fois.
3. Étirement doux des ischio-jambiers - Tenir 30 secondes pour chaque jambe
   Conseil de pleine conscience : Soyez à l'écoute des sensations dans vos hanches. Y a-t-il des zones de tension ou de relâchement ?

Jour 16 - Mobilité latérale du corps

1. Fente latérale somatique - Tenir 15 secondes de chaque côté
2. Étirement somatique de la demi-lune - Tenir 30 secondes de chaque côté
3. Étirement des fléchisseurs de la hanche à genoux - Tenir 20 secondes de chaque côté
   Conseil de pleine conscience : Bougez avec soin et intention. Sentez la longueur de votre corps latéral et l'espace que vous créez.

Jour 17 - Assouplissement du bas du dos

1. Étirement des mollets en position debout - 20 secondes pour chaque jambe
2. Torsion somatique en position couchée - Tenir 30 secondes de chaque côté.
3. Étirement doux des ischio-jambiers (sur le dos) - Tenir 30 secondes pour chaque jambe
   Conseil de pleine conscience : Soyez attentif aux sensations dans le bas du dos pendant l'étirement. Respirez profondément et relâchez les tensions.

Jour 18 - Flexibilité du haut du corps

1. Cobra bas somatique - Maintenir pendant 15 secondes, répéter 4 fois.
2. Fente somatique - Tenir 20 secondes de chaque côté
3. Étirement des fléchisseurs de la hanche à genoux - Tenir 20 secondes de chaque côté
   Conseil de pleine conscience : Concentrez-vous sur la légère expansion de votre poitrine et de vos hanches. Remarquez que le haut et le bas du corps sont reliés par ces étirements.

Jour 19 - Flexibilité latérale du corps

1. Étirement somatique de la demi-lune - Tenir 30 secondes de chaque côté.
2. Étirement des mollets en position debout - 20 secondes pour chaque jambe
3. Torsion somatique en position couchée - Tenir 30 secondes de chaque côté

Conseil de pleine conscience : Sentez l'étirement le long de votre corps. À chaque respiration, permettez à votre corps de s'ouvrir plus doucement.

Jour 20 - Mobilité des hanches

1. Fente latérale somatique - Tenir 15 secondes de chaque côté
2. Étirement doux des ischio-jambiers (sur le dos) - 30 secondes pour chaque jambe
3. Cobra bas somatique - Tenir 15 secondes, répéter 4 fois

   Conseil de pleine conscience : Soyez à l'écoute de vos hanches et remarquez la sensation qu'elles procurent. Laissez votre respiration guider la profondeur de chaque mouvement.

Jour 21 - Se reposer et réfléchir

Conseil de pleine conscience : Prenez le temps aujourd'hui de réfléchir à vos progrès en matière de souplesse. Remarquez les zones de mobilité accrue et de relâchement.

Piste de réflexion hebdomadaire pour la semaine 3 :

- Comment vous sentez-vous par rapport au début du défi ?
- Avez-vous remarqué des étirements particuliers qui sont devenus plus faciles ?
- Y a-t-il des mouvements sur lesquels il faut se concentrer davantage au cours de la semaine à venir ?

Suivi des progrès de la troisième semaine

Jour	Exercices	Thème	Terminé ?	Qu'avez-vous ressenti ? (Rédigez une brève réflexion)
Jour 15	Fente, cobra bas, étirement des ischio-jambiers	Flexibilité des hanches	[ ] Oui [ ] Non	
Jour 16	Fente latérale, demi-lune, étirement des fléchisseurs de la hanche	Mobilité latérale du corps	[ ] Oui [ ] Non	

Jour 17	Étirement des mollets, torsion inclinée, étirement des ischio-jambiers	Flexibilité du bas du dos	[ ] Oui [ ] Non	
Jour 18	Cobra bas, fente, étirement des fléchisseurs de la hanche	Flexibilité du haut du corps	[ ] Oui [ ] Non	
Jour 19	Demi-lune, étirement des mollets, torsion inclinée	Flexibilité latérale du corps	[ ] Oui [ ] Non	
Jour 20	Fente latérale, étirement des ischio-jambiers, cobra bas	Mobilité de la hanche	[ ] Oui [ ] Non	
Jour 21	Jour de repos	Réflexion	[ ] Oui [ ] Non	

Semaine 4 : Relâcher la tension et se détendre

Jour 22 - Relâchement de la tension

1. Hochement de tête somatique - 10 répétitions lentes
2. Chat-vache assis pour le relâchement de la tension - 8 cycles
3. Roulements doux des hanches - 10 répétitions de chaque côté
   Conseil de pleine conscience : Concentrez-vous sur le relâchement des tensions dans le cou et les épaules. Laissez votre respiration guider votre relâchement.

Jour 23 - Relaxation du bas du corps

1. Jambes au mur - Tenir pendant 2 minutes
2. Flexion avant en position assise - Maintenir pendant 30 secondes
3. Hochement de tête somatique - 10 répétitions lentes
   Conseil de pleine conscience : Pendant que vous maintenez ces positions, remarquez que le bas de votre corps commence à se détendre. Utilisez votre respiration pour approfondir le relâchement.

Jour 24 - La conscience du corps entier

1. Roulements doux des hanches - 10 répétitions de chaque côté
2. La vache-chat en position assise pour relâcher la tension - 8 cycles lents
3. Jambes au mur - Tenir 2 minutes
   Conseil de pleine conscience : Restez présent à chaque mouvement. Remarquez comment la tension disparaît au fur et à mesure que vous vous détendez dans chaque position.

Jour 25 - Mise à la terre et restauration

1. Somatic Grounding Pose - Maintenir pendant 1 minute
2. Pose du papillon incliné (Supta Baddha Konasana) - Maintenir pendant 1 minute
3. Pose de l'enfant avec soutien réparateur - Tenir 2 minutes
   Conseil de pleine conscience : Concentrez-vous sur l'ancrage de votre corps et de votre esprit. Permettez à votre respiration d'approfondir votre lien avec la terre sous vos pieds.

Jour 26 - Relaxation profonde

1. Pose de l'enfant avec soutien - Tenir pendant 2 minutes
2. Somatic Grounding Pose - Maintenir pendant 1 minute
3. Pose du papillon incliné (Supta Baddha Konasana) - Tenir 1 minute
   Conseil de pleine conscience : Pendant que vous vous reposez dans ces poses, concentrez-vous sur le fait de lâcher prise. Remarquez les zones de tension qui persistent et permettez-leur de s'assouplir.

Jour 27 - S'étirer et se détendre en douceur

1. Flexion avant en position assise - Maintenir pendant 30 secondes
2. Roulements doux des hanches - 10 répétitions de chaque côté
3. Jambes au mur - Tenir 2 minutes
   Conseil de pleine conscience : Prêtez attention à la façon dont votre respiration guide chaque étirement. Relâchez toute tension pendant que vous effectuez chaque exercice en douceur.

Jour 28 - Repos et réflexion finale

Conseil de pleine conscience : Réfléchissez à votre voyage de 28 jours. Remarquez comment votre corps se sent aujourd'hui par rapport au jour 1. Reconnaissez vos progrès et réfléchissez à la manière dont vous pouvez intégrer ces mouvements de pleine conscience dans votre vie quotidienne.

Piste de réflexion hebdomadaire pour la semaine 4 :

- Comment votre corps a-t-il réagi aux exercices de relâchement de la tension cette semaine ?
- Y a-t-il des zones de votre corps qui vous semblent plus détendues ou plus connectées ?
- Comment comptez-vous poursuivre votre pratique du yoga somatique après ce défi ?

Jour	Exercices	Thème	Terminé ?	Qu'avez-vous ressenti ? (Rédigez une brève réflexion)
Jour 22	Hochement de tête, position assise du chat et de la vache, roulements de hanches	Relâchement de la tension	[ ] Oui [ ] Non	
Jour 23	Jambes au mur, flexion avant, hochement de tête	Relaxation du bas du corps	[ ] Oui [ ] Non	
Jour 24	Roulade des hanches, position assise du chat et de la vache, jambes au mur	Conscience du corps entier	[ ] Oui [ ] Non	
Jour 25	Pose de mise à la terre, papillon couché, pose de l'enfant	Mise à la terre et restauration	[ ] Oui [ ] Non	
Jour 26	Pose de l'enfant, Pose de mise à la terre, Papillon couché	Relaxation profonde	[ ] Oui [ ] Non	
Jour 27	Flexion avant, flexion des hanches, jambes au mur	S'étirer et se détendre en douceur	[ ] Oui [ ] Non	
Jour 28	Jour de repos	Réflexion finale	[ ] Oui [ ] Non	

Note des auteurs

Alors que nous arrivons au terme de notre exploration du yoga somatique, je vous encourage à appliquer les principes de cette pratique à votre vie quotidienne et à l'emmener au-delà du tapis. Puissiez-vous continuer à progresser dans la pleine conscience, l'auto-compassion et la conscience incarnée, ce qui améliorera votre connexion avec le monde et avec vous-même.

Rappelez-vous que la pratique du yoga somatique est un chemin de vie qui offre de nombreuses possibilités de développement, de récupération et de métamorphose. Il s'agit de vivre dans l'instant présent, d'écouter la sagesse de son corps et de naviguer dans la vie avec aisance et grâce plutôt que d'atteindre un but précis.

Que les enseignements du yoga somatique soient un phare pour vous aider à traverser les hauts et les bas de la vie quotidienne, en vous rappelant de ralentir, d'être attentif et de développer une forte connexion avec votre corps et votre esprit.

Puissiez-vous gagner en souplesse, en résilience et en calme intérieur au fur et à mesure que votre pratique se développe et s'approfondit. Puisse votre conscience incarnée se répercuter sur la planète, la rendant plus paisible et plus attentive à chacun.

Avec nos meilleurs vœux de santé,

Vania J. Henry